Dr. Manfred Köhnlechner, viele Jahre Topmanager eines Großkonzerns, gründete 1974 in München ein Institut für Erfahrungsmedizin. Mit seinem persönlichen Einsatz für die von ihm empfohlenen erfolgreichen und aufsehenerregenden Behandlungsmethoden hat er sich international einen Namen gemacht. Seine Bücher sind vielbeachtete Bestseller.

S. H.

Von Manfred Köhnlechner sind außerdem
als Knaur-Taschenbücher erschienen:

»Vermeidbare Operationen« (Band 3475)
»Gesundheit – eine Utopie?« (Band 3600)
»Heilkräfte des Weines« (Band 3670)
»Leben ohne Schmerz« (Band 4311)
»Die sieben Säulen der Gesundheit« (Band 4322)

Vollständige Taschenbuchausgabe

Umschlaggestaltung Klaus Dempel
Druck und Bindung Ebner Ulm
Printed in Germany 5 4 3 2 1
ISBN 3-426-04324-6

Manfred Köhnlechner:
Medizin ohne Maß

Plädoyer für gewaltlose Therapien

Knaur®

ISBN 3-426-04324-6 780

Inhalt

Meine Anklage gegen Unmenschlichkeit

Zum Geleit

Die moderne Medizin bietet ausreichend Gelegenheit zu inhumanem Handeln und Behandeln. Das war eine der zentralen Aussagen bei dem Gespräch über »Unmenschliche Medizin« 1982 in Bad Nauheim. Wodurch ist es zu dieser Entwicklung gekommen? Der Medizinprofessor Gunter Mann hat auf diesem Symposium die Fehlentwicklung auf den Mißbrauch der naturwissenschaftlichen Medizin und vor allem auf die von ihr geprägte Weltanschauung zurückgeführt. Ich möchte diese Aussage zu der Wirklichkeit des Medizinbetriebs in Bezug setzen.

Am schutzbedürftigsten ist der Mensch, wenn er krank ist. Doch gerade dann läuft er Gefahr, weitgehend schutzlos der Gewalt ausgeliefert zu sein. Es herrscht das Faustrecht therapeutischer Willkür mit radikalen Methoden: Operation und Amputation, das Bombardement mit radioaktiven Strahlen und der Giftkrieg gegen Krankheiten mit aggressiven Chemikalien sind so sehr zum Handwerkszeug des medizinischen Alltags geworden, daß ihre Anwendung eine Selbstverständlichkeit ist. Auch dann, wenn solchen Therapien der Vorzug gegeben werden müßte, bei denen das Risiko schädlicher Nebenwirkungen weitaus geringer ist.

Um jedem Mißverständnis zuvorzukommen: Dieses Buch ist keine pauschale Anklage gegen die Medizin oder unsere Ärzte. Aber es soll eine Anklage sein gegen dieses fehlgeleitete Weltbild, das heute das Denken in der Medizin weitgehend beherrscht. Eine Weltanschauung, die zwangsläufig und folgerichtig Unmenschlichkeit hervorbringen muß.
Deshalb ist dieses Buch auch eine Anklage gegen den Mißbrauch der Tiere, gegen den hemmungslosen Umgang mit Versuchskaninchen aller Art. Es soll darüber aufklären, was der Öffentlichkeit auf diesem Gebiet alles vorgegaukelt wird; warum mindestens 90 Prozent aller Tierversuche nur der Karriere eines rücksichtslosen Berufszweiges dienen und der Absicherung einflußreicher Leute gegen juristische Verfolgung, falls Menschen geschädigt worden sind.
Es soll insbesondere auch darüber aufklären, welch enger Zusammenhang besteht zwischen der Gewalt gegen Tiere und der Gewalt gegen Menschen. Beides ist untrennbar miteinander verbunden. Nicht zuletzt ist dieses Buch eine Anklage gegen jene Gralshüter von Medizintheorien, die mit allen Mitteln den Wandel dieses unmenschlichen Weltbildes verhindern wollen. Dogmatiker, die jede Weiterentwicklung der Medizin zu unterdrücken versuchen, auch wenn diese den Opfern der Medizin einen Ausweg aus ihrer Not bieten könnte.
Man spricht ja heute bemerkenswerterweise immer nur von der »modernen« Medizin. Das schmückende Beiwort läßt den Angelpunkt des Problems erkennen: Wir vertrauen auf den Sieg der Technik. Auch in der Heilkunde sind wir von Kopf bis Fuß auf Moder-

ne eingestellt. »Es ist nicht von ungefähr, daß manche Autoren die Zukunft der Menschheit in düsteren Farben malen, wenn sie die Möglichkeiten der Medizin der Zukunft erörtern«, gibt Professor Hans Schaefer zu bedenken.

Ich habe in diesem Buch dargestellt, daß die Zukunft schon längst begonnen hat. Ich habe aufzuzeigen versucht, wo wir ansetzen müssen, um die Unmenschlichkeit in der Medizin an den Wurzeln fassen zu können. Und ich habe dargelegt, warum die Medizin der Gewalt nicht der Weisheit letzter Schluß ist.

Mein Dank gilt meinem Mitarbeiterteam, dessen Hilfe mir das Zustandekommen dieser Veröffentlichung ermöglicht hat, insbesondere Dr. Peter Schmidsberger, der mir bei der Aufbereitung und Gestaltung der kaum überschaubaren Materialfülle an die Hand gegangen ist.

1. Teil

Irrweg ohne Ausweg

1. Der Mensch als Versuchskaninchen

Reparaturbetrieb Medizin

Blaulicht, Sirene, quietschende Reifen – ein Mensch wird, mehr tot als lebendig, nach einem Verkehrsunfall mit einem Rettungswagen in die Klinik gebracht. Dort wird er zwar sofort operiert, aber der weitere Ablauf scheint dem Drehbuch eines Horrorfilms zu entstammen:

Die Ärzte halten ein Mittel bereit, das sie als besonders wirkungsvoll gegen den Unfallschock einschätzen. Natürlich muß es sofort verabreicht werden. Doch was geschieht? Der Schwerverletzte wird nicht damit behandelt und stirbt am Schock. Vielleicht hätte das Medikament sein Leben gerettet, aber die Ärzte haben es ihm vorenthalten.

Ein klarer Fall von verweigerter Hilfeleistung, wird sich ein jeder denken. Doch weit gefehlt: Das Unfallopfer hatte nur das Pech, an einem ungeraden Tag des Kalenders zu verunglücken. Die Spielregeln der »kontrollierten Studie«, die gerade zu dieser Zeit an der Klinik durchgeführt wurde, sahen vor, daß nur die an geraden Tagen eingelieferten Unfallopfer das Mittel gegen den Schock verabreicht bekamen: So sollte im Vergleich mit der unbehandelten Gruppe die Wirksamkeit des Medikaments statistisch untermauert werden . . .

Leider stammt diese Schilderung nicht aus einem Gruselroman. So oder ähnlich passiert es Tag für Tag im modernen Medizinbetrieb. Einerlei, ob Sie nach einem Unfall, wegen eines Herzinfarkts, wegen einer Operation oder wegen der Behandlung eines chronischen Leidens in ein Krankenhaus (insbesondere in eine Universitätsklinik) eingeliefert werden – es kann passieren, daß Ihnen ein möglicherweise lebensrettendes Medikament vorenthalten, oder aber, daß eine vielleicht schädliche Therapie an Ihnen ausprobiert wird.

Längst schon wird bei uns auch am Menschen experimentiert, und jeder von uns kann zum Versuchskaninchen werden. Die Bundesregierung hat den Versuch am Menschen ausdrücklich gutgeheißen.

Es bleibt uns also nur noch die Frage, welche Entwicklung zu dieser unerträglichen Situation geführt hat. Wie konnte es kommen, daß Patienten – wie ein Kritiker es formuliert hat – zum »Experimentiermaterial« erniedrigt worden sind?

Um zunächst einmal beim Begriff Versuchskaninchen zu bleiben: Wir finden offenbar nichts dabei, daß an Tieren experimentiert wird. Jetzt aber müssen wir mit Erstaunen erkennen, daß es uns nicht viel besser geht als diesen Tieren. Die Gewalt gegen das Tier ist zur Gewalt gegen den kranken Menschen ausgeartet. Indem wir das Tier vom Lebewesen zum Laboratoriumsobjekt herabgestuft haben, ist uns der Sinn für all das verlorengegangen, was das Leben von der toten Materie unterscheidet.

Die Naturwissenschaft erkennt als Forschungsmittel nur das Experiment an; folgerichtig wurde das Expe-

riment auch auf den Bereich des Lebendigen übertragen. Da aber in dieser Wissenschaft alles, was nicht mathematisch erfaßbar, was nicht mechanistisch ist, nur minderen Stellenwert hat, wird auch der lebende Organismus ausschließlich aus chemisch-physikalischen Prozessen abgeleitet.
Wenn man aber Seele, Geist, unsere Empfindungen, Ängste und Wertvorstellungen einfach von der materiellen Seite unserer Existenz abspaltet und allein den nur mechanistischen Bereich der Naturerscheinungen zum Forschungsobjekt erklärt – dann hat sich die Wissenschaft vom Menschen losgelöst.

Der Mensch als Apparat

Diese Verachtung jener nichtmateriellen Bereiche, die doch das Leben erst ausmachen, wirkt heute auf uns selbst zurück: Wenn der Mensch nicht mehr ist als ein höherentwickelter Affe, wenn er in seine Körperfunktionen aufgelöst und rein mechanistisch betrachtet werden kann, dann muß sich die Medizin zwangsläufig zum Reparaturbetrieb entwickeln. Einem Mechanismus bringt man nun einmal keine sonderliche Wertschätzung entgegen, und einem beschädigten schon gar nicht. Der Kranke kann also nicht erwarten, daß ihm viel mehr Interesse entgegengebracht wird als seinem Auto in der Werkstatt. Er ist dann eben der Blinddarm von Zimmer 589 oder »die Krankheit dort in jenem Bett«.
»Das ungeheuer naive und stark mystifizierte Trug-

bild einer vollautomatisierten Medizin nimmt ja für sich in Anspruch, fast jede Behinderung reparieren zu können, für fast jedes Leiden die geeignete Pille parat zu halten. Man untersucht und behandelt körperliche Krankheiten, genauer: man kuriert nur noch Symptome, wobei die Persönlichkeit des kranken Menschen nur noch als Störfaktor einer noch größeren Rationalisierung im Wege steht«, schreibt der Arzt Herbert Stiller. »In der naturwissenschaftlichen Medizin ist der Patient zum Objekt geworden, er wird als Subjekt, als Mensch kaum noch wahrgenommen. Seine subjektiven Erwartungen und Bedürfnisse bleiben auf der Strecke, es kommt zur Entfremdung zwischen Arzt und Patient.«

Der Heidelberger Physiologe Professor Hans Schaefer sieht deshalb bereits die Morgenröte einer echten Revolution im medizinischen Denken heraufziehen. Er zeigt den »Irrweg« der naturwissenschaftlichen Medizin auf und beklagt ihre »technische Perversion«.

»Daß die Natur zum Objekt gemacht wurde, hat zur Folge gehabt, daß die Natur auf dieser Erde immer mehr und mehr zerstört wurde«, hebt der Arzt Peter Bamm hervor. »Den Menschen zum Objekt zu machen, wird keine andere Folge haben, als ihn ebenfalls zu zerstören.«

Aber wir glauben ja immer noch, daß es »nur« die Tiere sind, die zerstört werden. Und wir bilden uns ein, daß das Experiment am Tier unerläßlich ist für den Fortschritt der Medizin.

Liegt aber beim Bundesgesundheitsamt in Berlin ein Medikament zur Zulassung vor, dann ist für diese Be-

hörde – nach den Worten des dort tätigen Professor Günther Stille – der Tierversuch für die Beurteilung der Wirksamkeit von nur untergeordneter Bedeutung. »Es ist verständlich«, sagte er auf einer Podiumsdiskussion, »daß man am Tier keine therapeutische Wirksamkeit prüfen kann . . . die therapeutische Wirksamkeit kann man nur am Menschen nachweisen.«
Trotz der Abermillionen Tierversuche bleibt also der Mensch das Versuchskaninchen . . .

2. *Krank durch Heilmittel*

Hauptwirkung und Nebenwirkungen

Warum dann überhaupt Tierversuche?
Bleiben wir zunächst einmal bei jener Diskussion, in deren Verlauf Professor Stille unter anderem darüber Klage führte, daß die Wissenschaftler nicht in der Lage seien, »selbst nach 2000 behandelten Patienten zu entscheiden, ob eine Substanz zum Beispiel in der Schwangerschaft eine Gefahr für das Kind in sich birgt«. Für ihn blieb nur eine Schlußfolgerung: »Wir müssen also in dieser Hinsicht die Dokumente zu den Tierversuchen ›abklopfen‹. Das ist der Punkt, wo wir heute noch auf Tierversuche unbedingt zurückgreifen müssen, um die Unbedenklichkeit eines Präparates attestieren zu können.«
Es geht also um die sogenannten Nebenwirkungen, die Gesundheitsrisiken durch Arzneimittel. Will es einem aber nicht absurd anmuten, daß Gefahren für den Menschen, die selbst bei großen Behandlungsserien nicht aufgedeckt werden können, ausgerechnet an Organismen herausgefunden werden sollen, die weitaus weniger kompliziert sind? Immerhin schränkte der Experte ein: »Wir sind uns im klaren, daß wir auch so nicht alle Unsicherheiten ausräumen können. Aber wir meinen, eine gewisse Aussage zum Nutzen des Patienten machen zu können.«

Zum Nutzen des Patienten – was für eine prächtige Formel! Für diesen edlen Zweck lassen sich beinahe alle Mittel heiligen, auch die grausamsten Tierversuche, und sogar dann, wenn die den Menschen letztendlich zum Schaden statt zum Nutzen gereichen. So lassen sich beispielsweise bei weitem nicht alle Nebenwirkungen im Tierversuch feststellen, die gefährlichen Langzeitwirkungen erst recht nicht.

Das Paradebeispiel dafür ist Contergan. Sein Wirkstoff Thalidomid wurde im Tierversuch als schlaffördernd erkannt und dann in Tausenden anderer Tierversuche jahrelang auf Nebenwirkungen geprüft. Fünf Jahre war das Schlafmittel bereits im Handel, als eine nervenschädigende Wirkung festgestellt wurde, noch länger dauerte es, bis ein Zusammenhang zwischen der Mißbildung von Neugeborenen und dem Wirkstoff erkannt wurde. Da waren allein in Deutschland schon mehr als 5000 Kinder davon betroffen.

Natürlich wollte man jetzt unter allen Umständen die Ursachen erforschen. Bis 1969 waren insgesamt 408 Publikationen erschienen, die alle die Frage zu klären versuchten, warum eine im Tierversuch nicht erkannte Nebenwirkung zu einer Hauptwirkung werden konnte. Noch heute wird weltweit dieser Frage nachgegangen. Mittlerweile sind dazu über 1000 Arbeiten veröffentlicht worden, Tausende von Tieren mußten dafür leiden und sterben. Das Ergebnis besteht in nichts weiter als in ein paar Spekulationen: Die für die menschliche Leibesfrucht so katastrophale Wirkung hat sich bei keiner der üblicherweise verwendeten Tierarten nachvollziehen lassen …

Auch die SMON-Symptome konnten im Tierversuch bisher nicht nachvollzogen werden. Erinnern Sie sich? Fast 30000 Japaner aller Altersstufen hatten nach der Behandlung mit dem als Mittel gegen Durchfall angewandten Wundantiseptikum Clioquinol schwere und schwerste Lähmungen vor allem der Beine erlitten. Mehrere hundert Menschen starben, mehrere tausend bleiben zeitlebens gelähmt oder sind erblindet.
Die Liste der Nebenwirkungen von Medikamenten, die bei Tierversuchen nicht erkannt worden sind, kann beliebig verlängert werden. Gleichfalls verrufen sind die Schmerzmittel (Analgetika), die Fiebermittel (Antipyretika) und die Digitalisglykoside für Herzkranke. Große Gefahren bergen die blutgerinnungshemmenden Mittel (Antikoagulantien), die Nebennierenrinden-Hormone (Cortisone), die harntreibenden Mittel (Diuretika), die blutzuckersenkenden Mittel (orale Antidiabetika), die Säurebildung im Magen hemmenden Medikamente, dic Blutfettsenker, die Abführmittel und sogar die Antibiotika.

Zum Beispiel Clofibrat

Allein im Jahre 1978 mußten die Pharmahersteller über 100 Medikamente zurückziehen, da ihre Nebenwirkungen die therapeutische Wirkung übertrafen und gesundheitliche Schäden hervorriefen. Es vergeht kaum eine Woche, in der nicht das Bundesgesundheitsamt zu Aktivitäten gezwungen wird, neue

Mittel ablehnen, zur weiteren Prüfung zurückverweisen, andere Mittel einziehen und wieder andere Mittel sogar verbieten muß. Von dem Blutfettsenker Clofibrat etwa mußten insgesamt 38 Präparate eingezogen werden (um dann bedingt wieder zugelassen zu werden).

Noch 1964, nach zigtausend Tierversuchen, hieß es: Clofibrat besitzt keinerlei schwerwiegende unerwünschte Nebenwirkungen. Kliniker und Praxisärzte hatten ein hochwirksames Mittel zur Senkung der Blutfette zur Verfügung, und der Umsatz stieg, kletterte auf über 100 Millionen.

Zehn Jahre später, im Februar 1975, meldete das »Arznei-Telegramm«, daß die Anwendung des Lipidsenkers Clofibrat zur Behandlung von infarktgefährdeten Personen nicht empfohlen werden kann. »Nachdem jetzt der Code eines Doppelblindversuches geöffnet wurde, hat der Lipidsenker Clofibrat die Chance, als ›Pille für den Mann‹ in die Annalen der Koronartherapie einzugehen: Für den angestrebten Zweck ist das Mittel wirkungslos. Statt dessen schwinden statistisch signifikant Libido und Potenz. Weitere mögliche Störwirkungen sind zu beachten.«

Zur gleichen Zeit berichtete die in Fachkreisen angesehene englische Fachzeitschrift »The Lancet«, daß Clofibrat Muskelschwäche und Muskelschmerzen verursache. Die Ärzte hatten bei fünf Clofibratpatienten schwere Schäden der willkürlichen Muskulatur vorgefunden.

Im Juni 1977 tauchten dann Meldungen auf, daß Clofibrat als Ursache von Gallensteinen festgestellt

worden ist. Amerikanische Studien bestätigen diese Meldungen. Vor allem clofibratbehandelte Männer mit einem Herzinfarkt in der Vorgeschichte erkrankten fast doppelt so häufig an Gallensteinleiden wie Männer, die nur Scheinpräparate erhalten hatten.
Zweieinhalb Jahre später wurde in den USA eine Langzeitstudie abgeschlossen, bei der Clofibrat an über 15000 Personen angewendet wurde, worüber »The Lancet« schrieb: »Die Behandlung erwies sich als erfolgreich, doch unglücklicherweise starb der Patient. Die Häufigkeit der nicht tödlich endenden Herzinfarkte konnte zwar substanziell gesenkt werden, doch die Gesamtmortalität in der Gruppe stieg.«
In der Clofibrat-Gruppe starben 108 Männer, in der Vergleichsgruppe gab es 79 Todesfälle. Das war ein Anstieg der Sterblichkeit um 37 Prozent. Anzumerken ist weiterhin, daß in der Clofibrat-Gruppe 58 Männer an Krebs starben, in der Vergleichsgruppe nur 42. Auch das ist ein Anstieg von 38 Prozent.
Am 18. Dezember 1978 veröffentlicht das Bundesgesundheitsamt den Amtsbescheid zum Widerruf der Zulassung clofibrathaltiger Präparate zum 15. Januar 1979.
Februar 1979: Eine Studie wird bekannt, nach der Clofibrat im Tierversuch bei Mäusen und Ratten einen Anstieg in der Häufigkeit von Lebertumoren bewirkte.
März 1979: Das Bundesgesundheitsamt lädt die Hersteller von Clofibrat-Präparaten zu einer Anhörung nach Berlin.
Juli 1979: Das Bundesgesundheitsamt hebt das Clofibrat-Verbot wieder auf. Gleichzeitig wurden die Her-

steller jedoch verpflichtet, in den Beipackzetteln der jeweiligen Spezialitäten ausführlich auf die Risiken der Clofibrat-Therapie hinzuweisen. Freilich hat die Gefährlichkeit des Clofibrats die Kliniker wie auch die Praxisärzte so nachdenklich gemacht, daß dieses Mittel in der Therapie jetzt kaum mehr Bedeutung hat...

Es wird nie mehr festzustellen sein, wie viele Tiere über mindestens zwei Jahrzehnte hinweg wegen eines einzigen Arzneimittels sinnlos geopfert worden sind. Jeder der 38 Clofibrat-Hersteller machte seine eigenen Versuche. Und als dann erste Bedenken aufkamen, machten sich wiederum Dutzende von Instituten wegen dieser chemischen Substanz über Versuchstiere her, um schon gewonnene Erkenntnisse zu erhärten oder um das Gegenteil zu beweisen. Mitreden jedoch wollten sie auf jeden Fall.

Da wurde an Tiere so lange Clofibrat verfüttert, bis sie an Krebs eingingen, und selbstverständlich mußten auch Muskelschwäche und Muskelschmerzen am Tiermodell studiert werden; Tierexperimentatoren scheint es an Phantasie nie zu mangeln. Schließlich entwickelten sie Modelle, bei denen die Tiere vor den Tests einen Herzinfarkt erleiden mußten. Auch das war natürlich kein Problem für sie. Brauchbare Ergebnisse wurden allerdings nicht erzielt. Noch heute weiß niemand, warum Clofibrat die gefährlichen Nebenwirkungen auslöst.

In der Pharmakologie gilt der Lehrsatz: Jedes Medikament hat neben seiner Hauptwirkung auch unerwünschte Wirkungen, die sogenannten Nebenwirkungen. Eine Substanz, die keine unerwünschten Wirkungen hervorruft, wird verdächtigt, auch keine therapeutische Wirkung zu haben.
Vielleicht gibt es Leute, die aufgrund der verheerenden Nebenwirkungen von Contergan oder Clofibrat zu dem Schluß kommen, daß diese Medikamente eine besonders starke therapeutische Wirkung haben. Es wäre freilich vernünftiger, wenn man sich klarmachen würde, daß hier eine grundsätzliche Verwechslung vorliegt:
Nicht nur eine Nebenwirkung, auch die gefundene Hauptwirkung ist in Wirklichkeit eine Schadenswirkung. Geht doch die theoretische Pharmakologie davon aus, daß alle Pharmaka »schlechtweg Gifte genannt werden können«. Schon Rudolf Virchow, der Begründer der naturwissenschaftlichen Medizin, hat eindringlich vor diesem »höchst gefährlichen Mißgriff« gewarnt. Denn damit sind die Begriffe »Heilmittel« und »Gift« gleichgesetzt worden, und was das bedeutet, erkennt man, wenn man diesen Gedanken zu Ende denkt: Die Definition dieses Lehrsatzes macht den Gegensatz zwischen »vergiften« und »heilen« zunichte!
In der Praxis sieht das so aus. Da wird eine neue chemische Substanz so lange am Tier getestet, bis man eine Wirkung entdeckt hat, die man therapeutisch

nutzen zu können glaubt. Diese gewünschte »Hauptwirkung« schlägt aber auch auf andere Bereiche des Organismus durch, nur daß sie dort nicht nützt, sondern schadet. Jetzt spricht man von einer »Nebenwirkung«.
In Wirklichkeit handelt es sich aber nur um verschiedene Auswirkungen ein und derselben Ursache, oder in der Sprache der Pharmakologie: ein und desselben Giftes. Bedauerlicherweise kommt es immer wieder vor, daß die »Nebenwirkungen« die »Hauptwirkungen« weit übertreffen, und dann macht wieder einmal eine Arzneimittelkatastrophe Schlagzeilen.
Diese Risiken können am Tier nicht festgestellt werden. Wiederum ist der Mensch das Versuchskaninchen. Der Tierversuch erzeugt eine trügerische Sicherheit und begünstigt dadurch die Anwendung von gefährlichen Medikamenten in großem Maßstab. Für diese Irreführung durch Tierexperimente gibt es eine Fülle von Beispielen.

Im Tierversuch nicht erkannte Arzneimittelrisiken

Die chemische Substanz Mathaqualon zeigte beim Tier eine schlaffördernde Wirkung. Als Schlafmittel beim Menschen bewirkt es Gefühllosigkeit in Armen und Beinen, bei Dauergebrauch sind sogar Lähmungen der Beine festgestellt worden.
Der Wirkstoff Clioquinol stoppt bei Tieren Durchfall. Die Menschen bekommen davon oft Durchfall, außerdem müssen sie erbrechen und leiden an Magenbeschwerden. Zudem bewirkt das Mittel degenerative Veränderungen an den peripheren Nerven und am Sehnerv, was Lähmungen und Blindheit zur Folge hat.

Beim Tier war die Substanz Aminorex ein in allen Versuchen bewährter Appetitzügler ohne Nebenerscheinungen. Beim Menschen bewirkt sie Bluthochdruck im Lungenkreislauf, außerdem traten Schmerzen in der Herzgegend auf, Schwindel und Atemnot konnten sich bis zur Ohnmacht steigern.
Das Venenmittel Venopyronum-Dragees (nicht zu verwechseln mit anderen unschädlichen Venopyronum-Präparaten!) sollte gegen Krampfadern und venöse Insuffizienz helfen, verursacht aber Rippenfell-, Herzbeutel- und Herzmuskelentzündungen. Auch Leberentzündungen und Lymphozytenverminderung traten auf. Die Substanz konnte auch noch Fieberschübe auslösen, die mit Gelenk- und Muskelschmerzen verbunden waren.
Cyclazenin wurde als Mittel gegen Bluthochdruck gepriesen. Dann jedoch zeigte sich, daß es bei aufrechter Körperhaltung Blutunterdruck erzeugt. Auch plötzlich auftretender Dauerschmerz der Ohrspeicheldrüse wurde vielfach beobachtet.
Selacrin, ein Mittel gegen Bluthochdruck, verursacht Leberschäden. Chloroquin, ein Mittel gegen die Malaria, kann eine Netzhautentzündung hervorrufen. Das so vielgepriesene Aspirin kann beim Menschen Nesselfieber erzeugen. Die Anwendung des gegen Tuberkulose wirksamen Streptomycin kann zur Taubheit führen. Chlorpromazin bewirkt Gelbsucht. Aber jeweils immer nur beim Menschen und nicht beim Tier.
Weil Tuberkulin Meerschweinchen von der Tuberkulose heilte, wurde es als Serum hoch gelobt. Beim Menschen ist Tuberkulin als Tbc-Erreger zu betrachten.
Einige Nebennierenrinden-Hormone (Cortisone) bewirken beim Menschen das sogenannte »Cushing-Syndrom«, das sich unter anderem in Stammfettsucht und Fettansatz im Gesicht (Vollmondgesicht) äußert. Außerdem sind Blutdruck und Blutzuckerspiegel erhöht.

Die chemische Substanz Phenacetin soll Kranke von Schmerzen und Fieber befreien, beschert ihnen aber bei Dauergebrauch außerdem die »Phenacetin-Niere«, eine chronische Entzündung des Nierenbindegewebes, die meist zur Folge hat, daß die Niere völlig funktionslos wird.

Das als orales Antidiabetikum verwendete Phenformin verursachte einen Überschuß an Milchsäure im Blut, was beim Menschen tödliche Folgen haben konnte.

Die zu den sogenannten Breitband-Antibiotika zählenden Tetracycline verursachen Magen- und Darmbeschwerden, sind aber auch für Entzündungen der Magenschleimhaut verantwortlich. Freilich nur beim Menschen.

Der Magensäurehemmer Cimetidin verursacht Leberschäden, Herzrhythmusstörungen und krankhafte Veränderungen der Blutzusammensetzung. Potenzstörungen treten ebenso auf wie Blutdruckabfall. Im Tierversuch wurde nichts dergleichen festgestellt.

3. Süchtig durch Heilmittel

Medikamente statt Haschisch

In den Vereinigten Staaten, so schätzt das US-Gesundheitsministerium, sterben jährlich rund 100000 Menschen an den Folgen ärztlichen Antibiotikamißbrauchs. Nach einer anderen US-Studie sind rund 5 Prozent aller Krankenhauseinweisungen die Folge von Arzneimittel-Nebenwirkungen. Für die Bundesrepublik gibt es keine solchen Untersuchungen, Kliniker schätzen die Rate ebenfalls auf 5 bis 6 Prozent. Weitere Schätzungen: Mindestens 30 Prozent der in den Krankenhäusern mit Medikamenten behandelten Patienten sollen zusätzliche Gesundheitsschäden durch Arzneimittel-Nebenwirkungen erleiden, 6 Prozent aller tödlich verlaufenden Krankheiten sollen ebenfalls eine Folge der Nebenwirkungen sein, ebenso wie 26 Prozent aller organischen Erkrankungen, 61 Prozent aller Mißbildungen und 80 Prozent aller Totgeburten. Wahrhaft eine bestürzende Bilanz!

Aber kranke Menschen werden durch »Heilmittel« nicht nur noch kränker; sie werden auch süchtig gemacht. Eine besondere Gefahr stellen dabei die Psychopharmaka dar. 500 Fälle von psychischer und physischer Abhängigkeit durch Benzodiazopine (z. B. Valium) sind bereits beschrieben, dies allerdings

dürfte nur die Spitze des Eisberges sein. Laut einer Repräsentativumfrage aus dem Jahre 1975 nahmen damals in der Bundesrepublik mindestens 19 Prozent aller Erwachsenen Tranquilizer, also Benzodiazopine, Neuroleptika oder Schlafmittel, 10 Prozent nahmen Psychostimulantien und Antidepressiva. Etwa 40 Prozent aller Selbstvergiftungen durch Medikamente sollen heute auf Benzodiazopine zurückgehen.
Seit 1975 ist der Umsatz von Psychopharmaka noch einmal sprunghaft angestiegen, so daß auf diese Zahlen mittlerweile mindestens 20 Prozent aufgeschlagen werden müssen. Einer neueren Umfrage zufolge nehmen mehr als 60 Prozent aller Bundesbürger über 18 Jahre Medikamente gegen körperliche und psychische Beschwerden.
Librium und Valium – dieses wird in vielen verschiedenen Formen angeboten – sind weltweit die meist verkauften Psychopharmaka. Sie werden heutzutage sogar schon Kindern zur Beruhigung verordnet. Diese wie viele andere Psychopharmaka haben jedoch die unangenehme Eigenschaft, sich im Körper anzureichern, da ihre Abbauzeit enorm lang ist. Dabei bilden sich aktive Stoffwechselprodukte, die zur Entstehung physischer und psychischer Abhängigkeit mit beitragen.
Auch Appetitzügler, werden sie häufig eingenommen, können süchtig machen. Sie haben nämlich gleichzeitig eine äußerst anregende Wirkung und rufen subjektives Wohlbefinden hervor.
Betrachtet man die Umsätze, die alljährlich mit Psychopharmaka, Stimulantien und Appetitzüglern ge-

macht werden, dann braucht man sich nicht mehr zu wundern, wenn Wissenschaftler Alarm schlagen und von einem »Haschischersatz für das Bürgertum« als Gegenstück zur Haschischwelle der neugierigen und zornigen Jugend vergangener Jahre sprechen.

Im Zeitalter der Ängste, der Unsicherheit, der Nervosität und der chronischen Schmerzkrankheiten sind Psychopharmaka für viele Menschen ein willkommenes Betäubungsmittel geworden. Kräftig unterstützt wird dieser Trend von den Herstellern, die mit immer mehr Präparaten und immer deftigerer Werbung die Umsätze nicht nur ankurbeln, sondern in beängstigende Höhen treiben. »Basismedikation, ganz gleich, für welche Leiden«, lautet einer dieser Sprüche. Dazu muß in aller Deutlichkeit gesagt werden, daß auch das damit beworbene Adumbran keine Basismedikation sein kann, sondern nur ein kurzfristiger Problemlöser wie alle anderen Psychopharmaka, die nur vorübergehend Angst, Unsicherheit, Nervosität und Schmerz wegzunehmen vermögen. In keinem Falle kann von Heilung gesprochen werden.

Im Gegenteil: Durch zu häufige Einnahme von Psychopharmaka können die Beschwerden chronisch werden; die zusätzliche Gefahr der Abhängigkeit hatte ich schon erwähnt. Daß Psychopharmaka zudem das Bewußtsein beeinträchtigen können, die geistige Produktivität nicht nur vermindern, sondern regelrecht lahmlegen und das kritische Urteilsvermögen ausschalten können, ist ebenfalls erwiesen.

Zusätzliche Gefahren stecken in der Langzeitschädigung durch Psychopharmaka, die gleichfalls im Tierversuch nicht entdeckt werden kann. So war zum Beispiel der Wirkstoff Clozapin bereits zehn Jahre auf dem Markt, wurde in in- und ausländischen psychiatrischen Kliniken über Monate hinweg an insgesamt 2000 Patienten getestet und erbrachte sogar unter den Bedingungen des Doppelblindversuchs gegenüber anderen vergleichbaren Substanzen deutlich bessere Ergebnisse. Plötzlich aber tauchten Meldungen über Todesfälle auf, verursacht durch Clozapin, das eine im Tierversuch nicht erkannte Verminderung weißer Blutzellen bewirkte. Fachleute befürchten nun weitere schädliche Auswirkungen der Psychopharmaka, aufgeschreckt durch die in jüngster Zeit vermehrt erscheinenden Untersuchungsberichte über Vergiftungsfolgen bei häufigem Gebrauch dieser Mittel, wo nun erst nach und nach ein ursächlicher Zusammenhang erkennbar ist.

Gefährlicher als Alkohol am Steuer

Eine ganze Weile hat es gedauert, bis ein solcher Zusammenhang zwischen Medikamenten und Verkehrsunfällen erkannt worden war. Nach Meinung des Vorsitzenden des verkehrsmedizinischen Ausschusses der Bundesärztekammer spielen bei 15 bis 20 Prozent aller Verkehrsunfälle in der Bundesrepublik vor allem Benzodiazopine eine ursächliche Rolle. Sie können eine ebenso verhängnisvolle Wirkung auf die Fahrtüchtigkeit haben wie Alkohol. Noch gefährlicher wird es, wenn Alkohol und Psychopharmaka zusammenkommen, da Alkohol die Wirkung

der Psychopharmaka bis zu schweren Vergiftungen steigern kann.
In Schweden wollte man über die Medikamente im Straßenverkehr Genaueres wissen. Bekannt war durch statistische Berechnungen, daß jeder Erwachsene über 18 im Jahre 1976 durchschnittlich nicht weniger als 126 Psychopharmaka-Tabletten eingenommen hat. In einer Studie wurden nun in einem repräsentativen Schnitt von 32 Prozent die 21 129 Personen erfaßt, denen wegen Alkohol am Steuer Blutproben entnommen worden waren. Dabei konnte festgestellt werden, daß 23 Prozent dieser Autofahrer Medikamente eingenommen hatten. Bei der Auswertung dieser Blutproben wurden zu 75 Prozent Substanzen gefunden, die die Fahrtüchtigkeit beeinträchtigen können. Weiterhin ist bei dieser Untersuchung deutlich geworden, daß Autofahrer, die Medikamente genommen und zusätzlich Alkohol bis 0,5 Promille Blutgehalt getrunken hatten, weitaus häufiger in Unfälle verwickelt waren als Autofahrer, die nur die entsprechende Menge Alkohol getrunken hatten.
»Wer weiß schon, daß eine kleine Tablette eines leichten Tranquilizers ... einen Leistungsabfall bewirkt, der dem eines Blutalkoholgehalts von 0,8 Promille entspricht?« fragt das Fachblatt »Blutalkohol«.
Neben den Psychopharmaka gibt es eine ganze Reihe weiterer Medikamente, die entweder selbst die Fahrtüchtigkeit beeinträchtigen können oder alkoholische Wirkungen verstärken. Immerhin nehmen gemäß einer Umfrage mehr als 14 Millionen Bundesbürger mindestens vier Medikamente gleichzeitig ein.

»Die Zahl der Autofahrer, die nach einem Unfall die Einnahme von Tabletten zugaben, stieg zwischen 1960 und 1974 von 11,1 auf 23,9 Prozent«, schreibt das medizinische Fachblatt »Ärztliche Praxis« und weist darauf hin, daß die Dunkelziffer erheblich ist. Stellt man noch den ständig ansteigenden Alkoholkonsum in Rechnung, dann kann sich jeder ausmalen, was noch alles auf uns zukommt.

Tierversuche jedenfalls sind völlig ungeeignet, um diesen durch Medikamente heraufbeschworenen Gefahren vorzubeugen oder entgegenzuwirken.

Arzneimittelschäden und Arzneimittelsucht nehmen immer mehr zu. Bei der Vielzahl der Medikamente muß von Tag zu Tag mit neuen Hiobsbotschaften gerechnet werden. Um des Umsatzes willen stehen heute Nachfrage, Marktlücken und Verkaufserfolge von Konkurrenzprodukten als Schwerpunkte schon in den Forschungslabors auf dem Programm. Die therapeutische Wirkung ist ins Hintertreffen geraten; entwickelt wird bevorzugt, was ein Apothekenrenner zu werden verspricht.

Mit dieser Entwicklung hat sich die Pharma-Industrie in einen Teufelskreis hineinmanövriert. Um beispielsweise der Konkurrenz zuvorzukommen, gerät die gesamte Entwicklung unter Zeitdruck. Daraus ergibt sich zwangsläufig, daß die neu auf den Markt kommenden Medikamente in der Regel therapeutisch nicht besser sind als die längst vorhandenen derselben Art und Wirkungsweise. Vielfach sind sie sogar schlechter.

Hinzu kommt, daß die Lebensdauer der Arzneimittel fortwährend sinkt, was der Fachmann als »rapid obsolescence« bezeichnet. Der Grund dafür ist bei den Herstellern zu suchen, die ständig konkurrierende Medikamente auf den Markt werfen. Damit das eigene Produkt nicht verdrängt wird oder Verkaufseinbußen hinnehmen muß, müssen schleunigst weitere Gegenprodukte entwickelt und mit großem Werbeaufwand eingeführt werden, die sich meist nur dem Namen nach und durch eine etwas abgeänderte Zusammensetzung von den anderen Produkten unterscheiden. So kommt es, daß auf dem Medikamentenmarkt ständig neue Namen auftauchen und oftmals ganz schnell wieder verschwinden.

Immer neue Zeitbomben

In der demzufolge kurzen Lebensdauer von Medikamenten liegt für uns das größte Gesundheitsrisiko der nächsten Zeit begründet. Wird doch dadurch die Wahrscheinlichkeit immer geringer, daß schädliche Nebenwirkungen entdeckt werden können. Dies trifft vor allem auf die längerfristigen Arzneimittelschäden wie auch auf die Abhängigkeit zu, denn die können nur nachgewiesen werden, wenn das Medikament zwei Voraussetzungen erfüllt: Es muß einmal größere Marktanteile haben, muß also hohe Verkaufsziffern aufweisen, und es muß für längere Zeit auf dem Markt sein. Nur so steht das für die Untersuchungen notwendige statistische Material zur Verfügung. Tierversuche bringen da gar nichts.
Wie viele Jahre es dauern kann, bis sich längerfristige

Arzneimittelrisiken offenbaren, und wie lange es dann noch dauert, bis die Ursachen gefunden werden, soll wiederum ein Beispiel verdeutlichen. Als das synthetische Östrogen Diäthylstilböstrol auf den Markt kam, hatten die Ärzte ein wirkungsvolles Mittel gegen drohenden Abort im ersten Schwangerschaftsdrittel zur Verfügung und setzten es auch vielfach ein. Die Kinder wurden geboren, und bei über 95 Prozent der Mädchen unter ihnen bildeten sich im pubertären Alter, also erst nach mehr als zehn Jahren, in der Scheide und im Gebärmutterhals Geschwülste, die in etwa ein Prozent der Fälle sogar bösartig waren. Es dauerte weitere Jahre, bis das synthetische Östrogen als Verursacher entlarvt war.

Ist nun ein Medikament mit kurzer Lebensdauer der Verursacher einer gesundheitsschädigenden Nebenwirkung, dann kann bei den Nachprüfungen kaum auf statistisches Material zurückgegriffen werden. Nach Auffassung der naturwissenschaftlich-experimentellen Forschung bietet sich in solchen Fällen nur der Tierversuch als Ausweg an. Und damit sind wir wieder bei einem Hauptproblem der derzeitigen Pharmaforschung:

Ergebnisse aus Tierversuchen, das steht zweifelsfrei fest, sind nicht ohne weiteres auf den Menschen zu übertragen. Hunderte von Studien und Beispielen belegen das. Aber statt deshalb die Tierversuche einzuschränken, werden die Ausmaße der Experimente immer größer. Dabei müßte nur endlich mit der Entwicklung weiterer Parallelpräparate Schluß gemacht werden, die sich als »Zeitbomben« erwiesen haben.

4. *Mißbildungen durch Heilmittel*

Nicht nur Contergan

Weil soeben von Schädigungen im Mutterleib die Rede war, kann ich nicht umhin, noch einmal auf Contergan zurückzukommen. Da sind unzählige Tierversuche gemacht worden – und als die Katastrophe dann eingetreten war, flüchtete man wieder in Tierversuche, die immer noch andauern. Das Ergebnis sind nichts als haltlose Spekulationen.
In Darmstadt, Ingelheim und Biberach zum Beispiel wurden an weißen Neuseeländer-Kaninchen, an Gelbsilber- und Himalaja-Kaninchen verschiedene Versuche mit Thalidomid, dem Contergan-Wirkstoff, durchgeführt. Die Meßergebnisse jedoch sind auch nicht annähernd auf einen Nenner zu bringen, so unterschiedlich sind sie ausgefallen. Hier ein Auszug aus dem Forschungsbericht:
»Die in Darmstadt mit Tagesdosen von 50 mg Thalidomid/kg behandelten Kaninchen nahmen stärker an Körpergewicht ab als die in Biberach mit 50 oder sogar 150 mg/kg und in Ingelheim mit 100 mg Thalidomid/kg und Tag behandelten Tiere. Die in Darmstadt mit Tagesdosen von 150 mg/kg behandelten Tiere nahmen sogar stärker an Gewicht ab als die in Ingelheim mit 300 mg/kg und in Biberach mit 450 mg/kg behandelten Tiere. Dieser Körperge-

wichtsverlust ist auf die stärkere fetoletale Wirkung von Thalidomid in den Darmstädter Versuchen zurückzuführen ... Ebenso waren die Mißbildungsraten bezogen auf lebende Feten in Darmstadt deutlich höher als in den in Biberach und Ingelheim durchgeführten Versuchen. Hand- und Fußkrümmungen, Fingeranomalien sowie Tibia- und Fibula-Defekte wurden unter den Versuchsbedingungen in Darmstadt relativ häufiger induziert als in den Experimenten in Biberach und Ingelheim.«

Bei der Auswertung der Versuche finden sich wieder die sattsam bekannten Umschreibungen. So heißt es bei dem Kaninchenversuch: »Ursache der größeren Thalidomidempfindlichkeit der in Darmstadt verwendeten Himalaja-Kaninchen im Vergleich zu den in Ingelheim und Biberach verwendeten Tieren desselben Stammes und derselben Herkunft könnten einerseits durch eine genetisch bedingte Veränderung des Enzymmusters der seit 1967 in einer geschlossenen Kolonie gezüchteten Tiere verursacht sein. Möglicherweise ist dadurch die Empfindlichkeit des Kaninchenstammes gegenüber Thalidomid angestiegen. Nicht ausgeschlossen werden kann aber auch ein Unterschied in der Korngröße des in den Darmstädter Versuchen eingesetzten Thalidomids ...«

Thalidomid wurde an insgesamt 17 verschiedenen Tierarten untersucht, und bis auf die Meerschweinchen reagierten alle Tierarten empfindlich. Zu Mißbildungen jedoch kam es nicht bei allen Tierarten. Ähnlichkeiten mit den Thalidomid-Schäden bei Kindern konnten nur bei einigen Affenstämmen und bei einigen Kaninchenstämmen hervorgerufen werden.

Erwähnenswert ist, daß sich bei einem anderen Affenstamm keinerlei Thalidomid-Empfindlichkeit hat nachweisen lassen. Noch einige Vergleiche:
Mäuse hatten bei Thalidomid-Versuchen mehr als doppelt so viele Spontanmißbildungen wie Ratten oder Kaninchen. Den Tieren wurde in vielen Fällen jedoch nicht nur Thalidomid verabreicht; sie wurden zudem Streß ausgesetzt. Dazu der Versuchsbericht: »Durch übersteigerte pharmakodynamische Effekte kann es infolge der Beeinflussung der Muttertiere sekundär zu Störungen der Embryonal- und Fetalentwicklung kommen. So waren die in den Mäuseversuchen beobachteten Gaumenspalten und Retardierungen der Fetalentwicklung zum Teil Folge der stark reduzierten Futter- und Wasseraufnahme ...«
Nach der Contergan-Katastrophe mußte zwangsläufig die Schädlichkeit von Arzneistoffen für das ungeborene Leben gründlicher geprüft werden. So wurde aus der Not die Embryotoxikologie (Lehre von den Schadenswirkungen auf die Leibesfrucht während der ersten Schwangerschaftsmonate) geboren. Einige tausend chemische Stoffe wurden seither am Tier getestet, von etwa 2300 Substanzen wurden die Befunde beschrieben und veröffentlicht. Da positive Resultate in der Regel weitaus häufiger veröffentlicht werden als negative, darf angenommen werden, daß in den Schreibtischen der Forschungslabors unveröffentlichtes Material über schädliche chemische Stoffe zuhauf liegt. Professor Schardein hatte sich die Mühe gemacht und aus den veröffentlichten Arbeiten insgesamt 1930 Stoffe ausgewertet und bei 30,1 Prozent das Erbgut schädigende Eigenschaften gefunden.

Tierexperimentatoren mit Erfahrungen auf diesem Gebiet werden über diesen Prozentsatz jedoch lächeln. Für sie ist es eine Tatsache, daß man mit einer ausreichenden Dosis, der richtigen Wahl der Versuchstiere und einer günstigen Verabreichungszeitspanne und Verabreichungsform mit fast jeder beliebigen pharmakologisch wirksamen Substanz beim Versuchstier Mißbildungen hervorrufen kann. Mit all diesen Problemen befaßte sich auch der Hamburger Experimentator Professor F. Leuschner, der schließlich zu dem Schluß kam:

Das Fehlen eines Risikos vortäuschen

»In den vorausgegangenen Ausführungen wurde darzustellen versucht, daß trotz der vielen Detailbetrachtungen beim derzeitigen Stand der tierexperimentellen Reproduktionsstudien eine Voraussage für den Menschen nicht möglich ist. Arzneimittel, die im Tierversuch embryotoxisch – besonders teratogen [Mißbildungen hervorrufend] – wirken, können, müssen aber nicht eine Gefahr für den Menschen bedeuten. Negative Resultate können sogar das Fehlen eines Risikos vortäuschen.«
Für Leuschner ergibt sich daraus die Konsequenz, daß der Einsatz neuer Stoffe bei schwangeren Frauen (besonders im ersten Drittel der Schwangerschaft) durch tierexperimentelle Untersuchungen nicht gerechtfertigt werden könne. Auch der Heidelberger Experimentator Professor K. Goerttler ist der Mei-

nung, daß hier der Unsicherheitsfaktor besonders groß sei.
Als gefährliche Heilmittel, vor denen schwangere Frauen schon oft gewarnt worden sind, gelten Geschlechtshormone und Antikoagulantien (Blutgerinnungshemmer). Grippemittel, so empfahlen zwei Autoren, seien tunlichst einzuschränken, aber auch die so selbstverständlich angewandten Schmerzmittel, Schlafmittel, Magensäurehemmer, Sulfonamide und Antibiotika. Bei diesen wurden bereits Taubheit und verschiedene andere Störungen beobachtet. Medikamente gegen Tuberkulose werden für Schäden des Zentralnervensystems verantwortlich gemacht, aber auch Mittel gegen Depressionen werden mit verschiedenen Formen von Mißbildungen in Zusammenhang gebracht.
Neuerdings ist wieder ein Medikament in den Verdacht geraten, ungeborenes Leben schwer zu schädigen. Es handelt sich um Lenoton, ein Mittel gegen Übelkeit. Und aus Amerika kommt die Nachricht, daß ein Blutgerinnungshemmer nicht nur Aborte verursacht, sondern auch Blutungen in der ungeborenen Leibesfrucht, was wiederum zu Mißbildungen von Schädel und Skelett führt – hier ist freilich auch der Tierversuch teilweise aussagefähig.
Nicht im Tierversuch nachvollzogen werden konnte, wie Alkohol auf das ungeborene Leben wirkt. Auch noch so sehr unter Alkohol gesetzte trächtige Tiere brachten keine mißgebildeten Jungen zur Welt. Die US-Forscher Forfar und Nelson fanden dagegen bei 941 schwangeren Alkoholikerinnen eine große Häufigkeit von Anomalien; insgesamt 14 Prozent.

Ungünstiger als bei einem Glücksspiel

»Niemand bestreitet, daß ein Ereignis am Menschen aus dem Tierversuch nicht mit Sicherheit vorhersagbar ist. Wenn aber eine wissenschaftlich fundierte Aussage überhaupt möglich sein soll, dann muß man zumindest eine definierte Wahrscheinlichkeit angeben können. Nur dann ist die Vorhersage rational, und nur dann ist sie durch entsprechende Richtlinien normierbar und gegebenenfalls nachprüfbar. Ist dies nicht möglich, dann handelt es sich um eine nichtrationale Vorhersage. Sie beruht auf persönlicher Erfahrung, Intuition und Glück. Sie ist nicht übertragbar und nicht normierbar.

Nach Auffassung führender Biostatiker sind Wahrscheinlichkeitsaussagen vom Tier auf den Menschen grundsätzlich nicht möglich, weil weder die getesteten Parameter noch die Tierarten, noch die geprüften Substanzen als zufällige Stichproben im Sinne der Wahrscheinlichkeitstheorie gelten könnten. Damit besteht aber gegenwärtig überhaupt keine Möglichkeit einer wissenschaftlich begründeten Vorhersage. In dieser Hinsicht ist die Situation noch ungünstiger als bei einem Glücksspiel, da bei diesem die Erfolgschancen abschätzbar wären.

Wegen der grundsätzlichen Unsicherheit der Vorhersage vom Tierversuch auf den Menschen besteht ein unkalkulierbares Risiko von Arzneimittelschäden beim Übergang vom Tierversuch zur klinischen Prüfung am Menschen.«

Professor Herbert Hensel, Direktor des Instituts für Physiologie der Universität Marburg

5. Nützen uns Tierversuche?

Das böse Wort vom Alibi

Contergan erlaubt – Aspirin verboten! So lautet ein in Fachkreisen geflügeltes Wort über die vor mehr als zehn Jahren erlassenen Arzneimittel-Prüfrichtlinien. Daß es sich nicht nur um eine gelungene Pointe handelt, illustriert folgendes Beispiel:

Wenn Penizillin – das erste Antibiotikum – heute entdeckt worden wäre, würde es nie als Medikament auf den Markt kommen. Es hätte keine Chance, die Hürden der auf Tierversuche gestützten Prüfungsrichtlinien zu nehmen.

Allein diese Tatsache macht deutlich, wie zweckentfremdet alle diese Anforderungen sind und in welche Scheinwelt wir uns hineinmanövriert haben. Wir richten ein auf dieser Erde beispielloses Massaker unter Tieren an, um uns vorgaukeln zu können, daß alles geschieht, um bei jedem Arzneiwirkstoff den Nutzen aufzudecken und Risiken auszuschließen. Was für ein verhängnisvoller Irrtum!

Rufen wir uns doch einmal in Erinnerung, was der Kliniker Hans Much 1933 in seinem Vorwort zu einem Buch über Tierversuche geschrieben hat. Seine ein halbes Jahrhundert alten Aussagen sind heute noch oder wieder so aktuell, daß sie wenigstens in Auszügen wiedergegeben werden sollen:

»Die Tierversuche der Medizin und anderer Wissenschaften sind zu 5 Prozent gerechtfertigt, wenn man auch noch an dem absoluten Wert ihres Nutzens zweifeln kann. Zu 50 Prozent sind sie erbärmliche Schinderei lebender Tiere, bloß damit den Studenten banale Tatsachen gezeigt werden, die ebensogut durch Referat oder noch besser durch Photo darzustellen sind. 45 Prozent sind ferner Unfug und belanglos.
Man braucht eine kleine Veröffentlichung, und das Tier muß bluten, leiden, sterben. Eine unermeßliche Menge Tiere bilden das Material jener Arbeiten, mit denen ein kleiner Anfänger seine Karriere machen will...
Der größte Schaden der Tierexperimente ist aber die Übertragung ihrer Ergebnisse auf den Menschen. Denn das, was für den Nagetierstall gilt, gilt grundsätzlich noch lange nicht für den Menschen.«
Und dann stellte er dem experimentellen Wissenschaftler den Arzt am Krankenbett gegenüber: »Der aber weiß, daß die Wissenschaft, die man ihm anpreist, alle paar Jahre oder Jahrzehnte ihr Gewand wechselt. Beobachtung und Erfahrung, das sind die Quellen, die das Handeln speisen. Sie sind meist unabhängig von der Wissenschaft. So erklärt es sich aber auch, daß nur der Arzt am Krankenbett schließlich über die Medizinische Wissenschaft zu sprechen in der Lage ist.«
Doch im Zeitalter der Naturwissenschaft zählen ja Erfahrung und ärztliche Kunst nichts mehr. Die Forscher setzen ausschließlich auf das Experiment. Mit welchem Erfolg, das hat der Berliner Kliniker Profes-

sor Helmut Kewitz für den Bereich der klinischen Pharmakologie ausgesprochen: Der moderne Weg der Entwicklung von Arzneimitteln hat in die Sackgasse geführt.

Der frühere Präsident des Bundesgesundheitsamtes in Berlin, Professor Georges Fulgraff, hat die Situation der Pharma-Industrie analysiert. Was bringt uns das »biologische Screening«, wie der Test neusynthetisierter chemischer Substanzen am Tier bezeichnet wird, eigentlich wirklich? Wohin führen diese Tierversuche zur Feststellung therapeutischer Effekte und schädlicher Nebenwirkungen? Dazu Professor Fulgraff:

»Die Chemie hat ihren Platz in der Therapie. Ob sie immer richtig bewertet wird, lasse ich offen. Ich wage aber zu sagen, daß die große Zeit der Entdeckungen auf diesem Sektor vorbei ist und einfach deswegen die Innovationsrate [Rate der Neuentdeckungen] geringer wurde.

Früher fiel auch bei relativ planlosem biologischem Screening dessen, was der Chemiker synthetisierte, unter einigen hundert Substanzen ein Arzneimittel ab, später brauchte man dazu einige tausend, heute mehr als zehntausend. Wahrscheinlich kann man sich diese Art der Forschungsstrategie überhaupt nicht mehr leisten; sie kann nicht rentabel sein.«

Wir werden also bald am Ende dieses Weges angelangt sein. Irgend etwas muß geschehen: »Wir sind überzeugt, daß neue Arzneimittel nötig sind, denn unser bisheriger Medikamentenschatz kann in vielen Fällen helfen, kann aber nur in ganz wenigen Fällen heilen. Um Krankheiten zu lindern, bleibt noch viel

zu tun«, hat der Direktor des Arzneimittelkonzerns Hoechst, Professor Hansgeorg Gareis, erkannt. Und was will er tun?
Die Suche nach neuen Wirkstoffen ankurbeln, die Tierversuche ausdehnen und sorgfältige Menschenversuche durchführen lassen. Kurzum: Möglichst schnell noch weiter in die Sackgasse vordringen...
Dieser Vorwärtsdrang auf ausgetrampeltem Weg macht es nötig, die Betroffenen – also die Patienten von heute und morgen – auf das eigentliche Kernproblem des Tierversuchs hinzuweisen. Wir müssen die Frage stellen: Kann man vom Tier auf den Menschen schließen? Lassen sich die Ergebnisse von Tierversuchen auf die Behandlung von Patienten übertragen? Welchen Voraussagewert haben sie wirklich?

Auf die gute Nase kommt es an

Lassen wir zunächst einmal einen Tierexperimentator darauf antworten, ihn also in eigener Sache reden. Professor Werner Koella von der Arzneimittelfirma Ciba-Geigy in Basel hat sich ausführlich zur Frage der Entdeckung erwünschter Arzneimittelwirkungen geäußert:
»Wir haben gelernt zu akzeptieren, daß viele unserer positiven Voraussagen nicht zutreffen, daß eine therapeutische Wirkung auf ein gegebenes Krankheitsbild nicht vorhanden oder nur schwach ist. Zudem haben wir zu akzeptieren, daß (in der Klinik) Sub-

stanzen eine Wirkung auf bestimmte Krankheitsbilder und -symptome zeigen, für die wir aus unserem Screen keine Hinweise hatten.«

Aber mit diesen bescheidenen oder sogar irreführenden Ergebnissen haben Professor Koella und seine Kollegen zu leben gelernt: »Trotz dieser Unzulänglichkeiten müssen wir vorläufig – selbst auf Arbeitsgebieten, wo die Aussagekraft der Modelle wirklich niedrig ist – auf unsere Testmethoden bauen. Wir sind uns auch ständig bewußt, daß zur Zeit das ›Urteil‹ über eine Substanz oft weniger von streng wissenschaftlichen Überlegungen, dafür um so mehr vom ›Flair‹ des Untersuchers und Prüfers abhängt.«

Hier wird also offen zugegeben, daß die angeblich so exakten Untersuchungen im wesentlichen davon abhängen, ob der Forscher – um im Volksmund zu sprechen – eine gute Nase hat. Die Experimente sind also eher Spekulationen und daher mehr oder minder unwissenschaftlich.

Und was weiß Professor Dietrich Lorke von der Firma Bayer in Wuppertal hinsichtlich der Prüfung auf unerwünschte Nebenwirkungen zu berichten? Er macht zunächst deutlich, »daß es kein ideales Modell geben kann, mit dem alle Vorgänge im menschlichen Organismus simuliert werden können«. Deshalb verlangt er viele Modelle statt einem einzigen, muß aber einräumen: »Es gibt jedoch zweifellos heute auch Anwendungsgebiete, bei denen für entsprechende Reaktionen im menschlichen Organismus kein befriedigendes ›Modell‹ gefunden wurde.«

Vor allem aber bereiten im Bereich der Toxikologie

(Lehre von den Giften und Schadenswirkungen) »zwei Problemkreise erhebliche Schwierigkeiten bei dem Versuch einer Voraussage von Wirkungen, die für den Menschen gefährlich werden könnten«. Dabei handelt es sich einmal um Schadenswirkungen, die beim Menschen nur selten auftreten; diese können tierexperimentell nicht erkannt werden. Zum anderen können kaum zutreffende Aussagen darüber gemacht werden, mit welcher Häufigkeit eine bestimmte Dosis, abhängig von der Zeit der Einwirkung, unerwünschte Wirkungen hervorruft. In keinem Fall kann für einen einzelnen Menschen vorausgesagt werden, ob eine bestimmte Wirkung eintritt oder nicht.

Noch weiter in seiner Aussage geht Professor Klaus Gärtner, Leiter des Versuchstierhauses der Medizinischen Hochschule Hannover, wenn er feststellt: »Alle an Tieren gewonnenen experimentellen Ergebnisse haben nur für die jeweilige Art Aussagekraft und in exakter Auslegung sogar nur für das Individuum, an dem experimentiert wird.«

Erwarten wir nicht viel zuviel von diesen Tierversuchen? Aber hat man uns nicht unter dem Deckmantel der Wissenschaft versprochen, daß auf diesem Wege der Sieg über alle Krankheitsgeißeln Wirklichkeit werden soll?

Wie schwankend die angeblich so gut fundierte Basis der tierexperimentellen Forschung ist, zeigt eine Untersuchung, die vom Bundesgesundheitsamt veröffentlicht wurde. An 1526 Wissenschaftler der Fachgebiete Pharmakologie, Genetik, Biochemie und Physiologie in Hochschulen, Industrie und sonstigen staatlichen und privaten Forschungseinrichtungen waren Fragebögen über die Durchführung, Bewertung und Aussage von Tierversuchen geschickt worden. 916 ausgefüllte Fragebögen kamen zurück, 771 konnten ausgewertet werden. Dabei stellte sich heraus, daß zwei Drittel der Befragten Tierversuche durchführen, 48 Prozent davon an Hochschulen und etwa 37 Prozent in der Industrie. Besonders bemerkenswert ist dabei, daß die Antworten der in der Industrie beschäftigten Wissenschaftler von denen der Hochschulen deutlich differieren.

»Eine gemeinsame wissenschaftliche Basis fehlt«

48 Prozent der Befragten messen den akuten Toxizitäts-(Giftigkeits-)Untersuchungen (LD-50-Test – bei dem die Hälfte der Tiere sterben muß und über den noch ausführlich zu reden sein wird) große Bedeutung bei, 35 Prozent sehen in diesem Testverfahren geringe oder gar keine Bedeutung für die Arzneimittelsicherheit. Bei den Kriterien für die Auswahl der Versuchstiere nannten nur 34 Prozent ärztliche und wissenschaftliche Argumente; 4 Prozent halten eine Gruppengröße von 20 Tieren für eine Versuchsreihe zu klein; 4 Prozent dagegen halten eine Gruppengröße von 5 Tieren für ausreichend, 77 Prozent sind der Meinung, daß es 20 Tiere sein müßten. Für eine generelle Kanzerogenitätsprüfung von Langzeitmedikamenten sind fast 60 Prozent der Hochschulangehörigen, aber nur 34 Prozent der Industriewissenschaft-

ler. Beinahe Einigkeit herrscht jedoch in der Beurteilung des Krebsrisikos: 77,7 Prozent sind der Meinung, daß die Krebsgefährdung im Tierversuch nur teilweise erfaßt werden kann.
Das Resümee, das vom Bundesgesundheitsamt aus dieser Studie gezogen wurde: »Diese Beispiele zeigen, daß bei derartiger Streuung der Meinung in Fachkreisen eine gemeinsame wissenschaftliche Basis fehlen muß. Nicht zuletzt im Interesse eines zurückhaltenden Einsatzes von Versuchstieren und Tierexperimenten wäre es dringend erforderlich, eine rationale Grundlage für die Tierversuche im Bereich der Arzneimittelsicherheit zu schaffen.«
Sind Tierversuche unwissenschaftlich?
Dazu Statistiken über den Wert und Unwert von Tierexperimenten und ihre Übertragbarkeit auf den Menschen. Bereits 1961 verglich der Amerikaner Litchfield sechs gut bekannte Pharmaka an Hund, Ratte und Mensch. Dabei stellte er fest, daß sich rund 60 Prozent der beim Menschen aufgetretenen Nebenwirkungen am Tier voraussagen ließen. 1969 kam Abrams zu ähnlichen Ergebnissen. Die neueste Bewertung legte der Hamburger Experimentator Professor Fred Leuschner vor: »Ich hatte in den vergangenen Jahren die Gelegenheit, 23 Verbindungen kennenzulernen, die tierexperimentell nach neuesten Gesichtspunkten untersucht und außerdem lange (im Mittel 16 Jahre) beim Menschen angewendet worden waren. Hier kann also von einer gewissen Vollständigkeit der toxischen Erkenntnisse [Giftwirkungen] gesprochen werden ... Danach konnten mit dem heutigen Prüfungssystem 50,3 Prozent der uner-

wünschten Nebenwirkungen, die sich beim Menschen zeigten, auch im Tierversuch gefunden werden. In diesem Vergleich blieben kanzerogene [krebsverursachende] und embryotoxische [das ungeborene Kind schädigende] Schäden außerhalb der Betrachtung, da hierzu auswertbare klinische Befunde fehlten. Dies ist – wie sich noch häufig zeigen wird – keine seltene Kalamität.«
Also halbe-halbe. Und werden zudem die nicht erfaßbaren kanzerogenen und embryotoxischen Schäden mit herangezogen, (wobei diese auf bis zu 5 Prozent geschätzt werden), dann dürfte die echte Quote der im Tierversuch feststellbaren Nebenwirkungen deutlich unter 50 Prozent liegen ...
Dies ist der Zeitpunkt, an dem nach den Befürwortern auch die Kritiker des Tierversuchs in seiner heutigen Form zu Wort kommen.
In den »bga-Berichten« des Bundesgesundheitsamtes erschien in der Ausgabe 1/1980 über den »Tierversuch in der Arzneimittelforschung« eine Abhandlung von Privatdozent Gerhard Kienle aus dem Forschungsinstitut der Gesellschaft für angewandte Wissenschaften in Herdecke. Von Interesse ist zunächst die Fußnote, die von der Behörde auf der ersten Seite seiner Studie veröffentlicht wurde: »Herr Privatdozent Dr. Kienle hat sein Referat in sehr ausführlicher Form überarbeitet. Der Herausgeber sah keinen Anlaß, die ausführliche Form des Referats nicht wiederzugeben. Im Interesse der Fortführung der Diskussion ist deshalb dieser Beitrag in seinem gesamten Umfange aufgenommen worden.«
Immerhin umfaßt Kienles Beitrag über 40 Seiten und

ist damit mehr als fünfmal so lang wie das zweitlängste Referat in dieser Ausgabe. Seine Bedeutung rührt daher, daß sich der Autor mit dem »Tierversuch als wissenschaftlichem, soziologischem und entscheidungstheoretischem Problem« grundsätzlich auseinandersetzt.
Heute steht fest, daß von Identität bei Mensch und Tier keine Rede sein kann. »Was jedoch fehlt, ist eine gedankliche Bewältigung der daraus resultierenden Erkenntnisse«, stellt Dr. Kienle fest. »Die in den siebziger Jahren vermehrt aufgetretenen kritischen Hinweise von Methodologen, die die Übertragbarkeit tierexperimenteller Ergebnisse grundsätzlich in Frage stellten, wurden von Pharmakologen und Toxikologen überwiegend als eine Belästigung empfunden.«

In Wirklichkeit nur technisches Raffinement

Jede Kritik, so fundiert sie auch sein mag, ist ihnen nichts weiter als ein Ärgernis. Denn die Arzneimittelfachleute sind stark im Glauben daran, daß es sich bei Tierversuchen um exakte Experimente handelt, im Glauben an die Beweiskraft dieser Methode. In Wirklichkeit halten Wissenschaftler und Behörden – mit den Worten von Kritiker Kienle – »biochemische Hypothesen für Gesetze« und haben »technisches Raffinement mit Erkenntnistheorie verwechselt«.
Den ersten freiwilligen Schritt zurück machten jene Forscher, die den Anspruch auf wissenschaftlich ex-

akte Aussagen aufgaben und dem Tierversuch dafür den Charakter einer Wahrscheinlichkeitsdiagnose unterstellten. Aber selbst namhafte Statistiker haben längst klargemacht, daß nicht einmal Wahrscheinlichkeitsaussagen vom Tier auf den Menschen möglich sind. In seinem bga-Referat faßt Gerhard Kienle zusammen:
»Es gibt keine Möglichkeit, aus dem Tierversuch objektive Wahrscheinlichkeiten für das Auftreten von Ereignissen beim Menschen zu schätzen.« Und er führt die ganze biologische Problematik auf, die solch einer Übertragung im Wege steht. Aber selbst wenn es gelänge, weltweit eine Vereinheitlichung der Bedingungen herbeizuführen, würde das »nichts an der Tatsache ändern, daß die Ergebnisse nur höchstens auf einen einzigen Menschen übertragen werden könnten«.
Damit ist die ganze Fragwürdigkeit eines eleganten Begriffs aufgezeigt. Die Rede ist vom sogenannten „Tiermodell«. Damit soll ja ausgesagt werden, daß bestimmte Reaktionsweisen einer Tierart auf den Menschen übertragen werden können – das Tier als Modell für den Menschen. Dem steht jedoch die Andersartigkeit der Reaktionen verschiedener Lebewesen auf Arzneistoffe entgegen, die leichtfertig immer so gern behauptete Verwandtschaft ist die große Ausnahme. Kienle wirft deshalb die Frage auf, wie Voraussagen vom Tier auf den Menschen überhaupt möglich sein sollen, »wenn selbst zwischen so verwandt scheinenden Tieren wie Kröte und Frosch so beachtliche Differenzen auftreten«.
Der Vorwurf, daß auf diese Weise eine Gefahr für die

Arzneimittelsicherheit geschaffen werde, ist ja längst durch die Wirklichkeit erhärtet worden. Tierversuche sind so gesehen »Alibihandlungen«, weil sie »der Öffentlichkeit eine Sicherheit vortäuschen, die nicht vorhanden ist«. Kienle zieht das Resümee:

»Es ist sehr die Frage, ob man die Tierquälerei ohne Folgen beliebig weitertreiben kann. Es wird sicher nicht mehr lange möglich sein, solche Gesichtspunkte als sentimental abzutun.«

6. Schaden uns Tierversuche?

»Eine Maus ist kein Mensch«

Wo die Tierversuchsmedizin tatsächlich steht, läßt sich an einer phantastischen Hochrechnung ablesen. Danach müßten 366000 Tiere »verbraucht« werden, damit wir zu 98 Prozent sicher sein könnten, daß alle Nebenwirkungen eines einzigen Medikaments erfaßt wären. Also könnte auch unter diesen Umständen nur von einer wahrscheinlichen Sicherheit gesprochen werden. Denn selbst unter Voraussetzung solch eines völlig indiskutablen Tieropfers bleibt es noch immer zweifelhaft, ob wirklich alle Risiken aufgedeckt werden können.

Denn zunächst einmal hat das Tier viele Krankheiten nicht, unter denen der Mensch leidet. Also müssen diese Krankheiten – oft unter grausamsten Umständen – an den Versuchstieren künstlich erzeugt werden. Diese künstlichen Krankheiten sind allerdings immer noch nicht dieselben Krankheiten wie unsere. Die menschlichen Krankheiten haben einen ganz anderen Ursprung und ganz andere Ursachen. Die sind sozusagen »gewachsen«; man kann hier höchstens spekulativ von Ähnlichkeiten sprechen.

Nehmen wir doch einmal das Beispiel der Weltgeißel Krebs. Der künstliche Krebs am Tier ist nicht der Krebs des Menschen. In den letzten Jahrzehnten hat

man mit über 300000 verschiedenen chemischen Substanzen am Tier experimentiert, wovon etwa 6000 Substanzen übrigblieben, die dann – wieder am Tier – »mit Erfolg« erprobt werden konnten. Als sie dann aber gegen den Krebs des Menschen angewendet wurden, versagten sie alle. Der englische Krebsspezialist P. Alexander folgerte daraus: »Wir sind auf der falschen Fährte. Eine Maus ist kein Mensch.«
Wer bereit ist zu begreifen, für den ist das nur allzu begreiflich. Trotz Gemeinsamkeiten spielen die Unterschiede zwischen Mensch und Tier eine viel größere Rolle. Diese Unterschiede sind ja sogar schon zwischen den einzelnen Tiergattungen sehr erheblich. Und machen wir uns doch einmal bewußt, wie wenig selbst ein Mensch dem anderen gleicht – auch bezüglich seiner Reaktionen auf äußere Einflüsse und insbesondere auf Arzneimittel.
Die jeweilige Konstitution, ja schon die individuelle Tagesverfassung, können die Aufnahme, Verteilung und die Ausscheidung eines Wirkstoffes beträchtlich beeinflussen. Hinzu kommen andere Einflußgrößen wie Tagesrhythmus, Ernährungsgewohnheiten, Genußgifte wie Alkohol und Nikotin, die Art der Tätigkeit und die Erholungszeiten können die Wirkung eines Arzneistoffes merklich verändern.
Jede Art, jede Gattung, ja selbst jedes Individuum hat seine spezielle Eigenheit. Hinzu kommen noch andere grundsätzliche Unterschiede zwischen Mensch und Tier. So erläutert die Biologin Dr. Barbara Ganser: »Im Gegensatz zum Tier hat der Mensch ein anderes Bewußtsein, krank zu sein. Ängste jeglicher Art, wie die vor der Krankheit selbst, Existenzangst,

Alltagsstreß, Ärger usw., alles sind Faktoren, die auch den Stoffwechsel und somit auch eine Arzneimittelwirkung ungeheuer beeinflussen.« Keinesfalls darf außer acht gelassen werden, daß es in der naturwissenschaftlich-experimentellen Medizin üblich geworden ist, von gesunden, gut und regelmäßig gefütterten, ja sogar verhätschelt aufgezogenen Tieren Rückschlüsse auf kranke Menschen zu ziehen.
Was aber tut die naturwissenschaftlich-experimentelle Medizin, um die Verhältnisse beim Menschen simulieren zu können? Sie macht Tiere künstlich krank oder züchtet so lange an Tieren, bis sie ein ähnliches Krankheitsbild wie der Mensch entwickeln. Und dann werden so lange chemische Stoffe ausprobiert, bis »Behandlungserfolge« sichtbar sind. Diese Ergebnisse werden dann in kühnem Gedankenschluß auf den Menschen übertragen, das Medikament wird angemeldet und auf den Markt gebracht.

Künstlich erzeugte Krankheitsbilder

Wie sehen solche künstlichen Krankheitsbilder aus? Nehmen wir doch einmal als Beispiel die Gallensteine:
Über die Ursache der Entstehung von Gallensteinen weiß man noch nicht allzuviel. Deshalb wollen die Forscher im Tierversuch tiefer in dieses Geheimnis eindringen. Da aber Tiere von Natur aus keine Gallensteine bekommen, müssen sie in den Gallen der Tiere künstlich erzeugt werden. Dies ist möglich mit

einer speziellen Diät, die in der Zusammensetzung jedoch von Tierart zu Tierart verschieden sein muß.
Bei Goldhamstern beispielsweise dürfen in dieser Diät keine ungesättigten Fettsäuren vorkommen, dafür aber muß Traubenzucker enthalten sein. Kaninchen benötigen einen Zusatz von Cholestanol (ein Cholesterin-Abkömmling) oder 40 Prozent Kasein, und Mäuse Cholesterin, das aber nur in Verbindung mit Cholsäure zur Gallensteinbildung führt. Folgerichtig stellt ein Bericht über diese Experimente fest:
Fast alle an den Versuchstieren gewonnenen Ergebnisse zeichnen sich durch Uneinheitlichkeit und verwirrende Widersprüche aus. Ein weiteres wichtiges Ergebnis dieser Untersuchungen: Die wenigsten Tiere vertragen diese spezielle Diät, und die Sterblichkeit ist sehr hoch.
Bei der multiplen Sklerose (MS), einer häufigen Nervenkrankheit, die allmählich zur Lähmung führt, wird eine Abwehrreaktion gegen das eigene Gewebe zumindest als ein Faktor angenommen. Darauf konzentrieren sich nun die Tierversuche, obwohl es MS bei Tieren nicht gibt. Dennoch sollen im Tiermodell ähnliche Ausfallerscheinungen des Zentralnervensystems mit Hilfe verschiedener Immunisierungen provoziert werden.
Häufigstes Versuchstier ist das Meerschweinchen, da es am ehesten zu allergischen Reaktionen neigt. Bei dem Tier wird durch Impfung, meist mit Hirneiweiß, eine allergische Entzündung des Gehirns und des Rückenmarks hervorgerufen. Durch die Entzündung mit Markscheidenzerfall kommt es dann zu Ausfall-

erscheinungen des Zentralnervensystems. Ähnlich werden Mäuse, Hunde und Kaninchen behandelt. Bei Kaninchen gibt es noch die Überimpfung der Lymphzellen von MS-Patienten. Diese Impfung direkt ins Auge führt zu schweren Augenentzündungen.

Auch Viren als Krankheitsursache werden diskutiert. Um das zu prüfen, werden Rhesusaffen durch Infektionen geschädigt, und das so immunabwehrgeschwächte Tier bekommt ebenfalls Markscheidendefekte. In Amerika werden Schimpansen mit Gehirnzellen von MS-Patienten geimpft. Mit allen diesen Methoden können am Tier jedoch nur Symptomähnlichkeiten erzeugt werden, so daß ein Studium der echten MS mit Aufklärung der Ursachen nicht möglich ist.

Von einer besonderen Qualität sind Tiermodelle, die rheumatische Erkrankungen simulieren sollen. Ein anschauliches Beispiel stellen die Studien über »Die experimentelle Arthrose und ihre Verwendung in der Pharmakologie« von Professor Dieter Kalbhen in Bonn dar. (Arthrosen sind degenerativ-rheumatische Gelenkerkrankungen.) Dieser Forscher hat Hühnern eine Substanz in die Kniegelenke gespritzt, die dort den Knorpelstoffwechsel stören und degenerative Prozesse auslösen sollte:

»Nach einer gewissen Latenzzeit (4 bis 8 Wochen) entwickeln sich in den Kniegelenken der Versuchstiere fortschreitende arthrotische Veränderungen, die innerhalb von 10 bis 14 Wochen zu einer weitgehenden Zerstörung des artikulären [Gelenk-]Knorpels führen.« Daraufhin wurde die Wirkung verschiede-

ner Antirheumatika auf den gesunden und den zerstörten Gelenkknorpel getestet.
An einem dieser Versuche waren 1800 zweijährige Legehennen der Rasse »Weiße Babcock« beteiligt, die jeweils nach 11 bis 14 Wochen »dekapitiert«, also durch Köpfen von ihrem Leiden erlöst wurden. Das Ergebnis faßt Professor Kalbhen, wie folgt, zusammen:

... gut zugänglich für den Versuch

»Der in der vorliegenden Arbeit erbrachte Nachweis einer Schädigung des Gelenkknorpels unserer Versuchstiere durch intraartikulär applizierte entzündungshemmende Antirheumatika läßt selbstverständlich eine direkte Übertragung dieser Befunde auf die Situation beim Menschen nicht zu. Aufgrund der biochemisch-pharmakologischen Eigenschaften dieser Pharmaka legen unsere In-vivo-Untersuchungen jedoch die Vermutung nahe, daß auch beim Menschen, insbesondere nach hochdosierter und lang anhaltender Therapie mit entzündungshemmenden Antirheumatika/Antiphlogistika, eine schädigende Wirkung auf das artikuläre Knorpel- und Knochengewebe nicht ausgeschlossen werden kann ... Ob und inwieweit unsere tierexperimentellen Befunde jedoch eine klinische Relevanz besitzen, ist noch ungeklärt. Es liegt aber die Vermutung nahe, daß ...«
Selbstverständlich keine direkte Übertragung auf den

Menschen! Warum dann diese grausamen Hühnerversuche? Dazu Professor Kalbhen: »Für unsere Arthrose-Studien waren Hühner besonders geeignet, da sie ebenso wie der Mensch zum Stehen und zur Fortbewegung nur zwei Beine haben und benutzen müssen. Außerdem sind die Kniegelenke dieser Tiere gut zugänglich ...«

»Tierversuche«, sagte der schon zitierte Professor Stille vom Bundesgesundheitsamt, »bieten nur Modelle, um neue Arzneimittel aufzufinden, aber die therapeutische Wirksamkeit kann man nur am Menschen nachweisen.« Und im gleichen Atemzug: »Als Arzt würde ich sagen, es gibt keine Krankheit, die wir heute voll befriedigend mit Arzneimitteln behandeln können.«

Wie sollte dies auch möglich sein? Werden doch heute bei einer akuten Krankheit in der Regel die Symptome gezielt mit einem extra dafür geschaffenen Medikament unterdrückt. Die Folge davon ist eine Verlagerung der Krankheit, bis sie chronisch wird. Und niemand mehr braucht sich zu wundern, daß die chronischen Krankheiten heutzutage ein Ausmaß erreicht haben, wie es noch nie dagewesen ist. Sie stehen schon lange in keinem Verhältnis mehr zu den akuten Krankheiten.

Die Forschung wiederum stürzt sich vermehrt in den Tierversuch, macht noch mehr Tiere krank, schindet, quält und tötet sie, doch unter dem Strich können wir nur einen weiteren Anstieg chronischer Krankheiten registrieren. Der Staat bezahlt diese tierexperimentelle Forschung mit jährlich etwa 250 Millionen Mark. Vergleichsweise wird die Allgemeinmedizin an den

Hochschulen, die sich ausschließlich mit dem Menschen im Krankenbett und seinen Problemen befaßt, mit insgesamt 400000 Mark bezuschußt ...
Aufschlußreich ist auch, daß Tierexperimentatoren bei gleichartigen Versuchen zu gänzlich verschiedenen Ergebnissen kommen, ungewollt (sogenannter Rosenthal-Effekt) oder auch gewollt. Da untersuchte zum Beispiel ein Experimentator an Ratten, welche Ernährung vorteilhafter sei, die mit rohen oder gekochten Eiern. Die Ratten, denen die rohen Eier vorgesetzt wurden, gediehen prächtig, die anderen wurden krank. Ein anderer machte dieselben Versuche mit demselben Rattenstamm. Bei ihm gediehen die mit gekochten Eiern gefütterten Tiere prächtig, und die anderen wurden krank. So hat jeder Forscher das Ergebnis erhalten, das er sich erwartet hatte.
Im Jahre 1970 schreckte die amerikanische Arzneimittelbehörde FDA (Food and Drug Administration) mit einem Verbot der Zyklamate enthaltenden künstlichen Süßmittel das Millionenheer der Diabetiker und der Schlankheitsapostel auf. Das Verbot wurde mit Forschungsberichten der amerikanischen Zukkerindustrie begründet, die nach Versuchen mit Zyklamaten bei Ratten Blasenkrebs festgestellt hatte.
Die sofort anlaufenden Gegenversuche, bei denen unzählige Tiere mit Unmengen von Zyklamaten und Saccharin gefüttert wurden, konnten den Krebsverdacht nicht bestätigen. Auch klinische Untersuchungen der Universität von Maryland in Baltimore an mehr als 1000 Patienten erbrachten keinerlei Hinweise, daß künstliche Süßmittel Krebs auszulösen vermögen. Hinterher stellte sich heraus, daß bei den Ex-

perimenten der Zuckerindustrie den Versuchstieren eine Süßmittel-Dosis verabreicht wurde, die beim Menschen einem täglichen Konsum vom 538 Flaschen Limonade entspricht . . .
Aber noch immer sind wir nicht aus Schaden klug geworden.

Der kleine Unterschied

Strychnin, ein für Menschen absolut tödliches Gift, können Affen und Meerschweinchen in sehr hohen Dosen vertragen, Hühner sogar noch eine zehnfache Dosis.
Atropin aus der Tollkirsche tötet Menschen bereits in Mengen von ein bis zwei Milligramm, bei Affen wirkt es nur schwach, ebenso bei Pferden und Eseln. Kaninchen, Ratten und Tauben können das Gift gut vertragen.
Schierling tötet Menschen, wird aber von Pferden, Ziegen und Schafen ohne jeglichen Schaden gefressen. Sogar Mäuse können, ohne Schaden zu nehmen, daran knabbern.
Skopolamin führt schon in geringsten Mengen beim Menschen zu schweren Vergiftungen, Hunde und Katzen vertragen bis zur hundertfachen Menge davon, ohne auch nur die geringsten Vergiftungserscheinungen zu zeigen.
Opium schadet Hühnern, Tauben und Eulen nur in sehr großen Dosen.
Mutterkorn, für Menschen ebenfalls ein Gift, vertragen Kaninchen bestens, Hunde dagegen ganz und gar nicht.
Methylalkohol kann Menschen blind machen, für die Tiere ist er offenbar harmlos.

Griseofulvin bewirkt bei Mäusen Lebergeschwülste, Dextran ist für Ratten ein tödliches Gift, für den Menschen sind beide Stoffe ungefährlich.
Die chemische Substanz Chlorpromazin verursacht beim Menschen Leberschäden, das Breitbandantibiotikum Chloramphenicol schädigt das Knochenmark, bei Tieren können auch mit hohen Dosen diese Symptome nicht erzeugt werden.

7. *Taube Tempelwächter*

Das ungelöste Rätsel Krebs

Über die Entstehung von Krebs gibt es viele Spekulationen, aber wenig Gewißheit. Seit Generationen bemühen sich Wissenschaftler, mit Hilfe von Tierversuchen diesen weißen Fleck in den Lehrbüchern aus der Welt zu schaffen. Die dabei erzielten Ergebnisse sind eher fragwürdig. Und die Konsequenz aus diesen Mißerfolgen? – Noch mehr Tierversuche!

Im Zusammenhang mit dieser Strategie muß man sich folgende Tatsachen vor Augen führen: Normalerweise tritt Krebs bei Tieren selten auf. Um mit krebskranken Tieren experimentieren zu können, haben die Forscher allerlei Methoden zur Tumorerzeugung ausgeheckt. Dazu gehören bestimmte Diätformen, oftmals verbunden mit Streßsituationen, die nicht nur dem Tierfreund die Tränen in die Augen treiben würden, könnte – oder besser gesagt: müßte – er dabei zusehen.

Am beliebtesten, weil besonders zuverlässig, ist aber die »Impfung« der Tiere mit Krebszellen. Es gibt Mäuse und Ratten, die sich mit Krebsgeschwülsten, größer als sie selbst, durch ihre Käfige schleppen.

Wie konfus und zweckentfremdet diese Krebsforschung ist, wie wenig Aussicht auf Erfolg sie hat, sollen folgende Beispiele dokumentieren.

Anfang der siebziger Jahre hatten die Amerikaner dem Krebs den Krieg erklärt. Es war ein Unternehmen, das wegen seiner Größenordnung und seiner Kühnheit mit dem Mondflugprogramm verglichen wurde. Nachden drei Milliarden Steuergelder dafür ausgegeben und zahllose Tiere dabei »verbraucht« worden waren, gab man die Niederlage zu: 1978 wurde das Programm offiziell eingestellt.
Was ist der Grund für dieses Scheitern?
Beim Projekt Mondflug war vorher genau bekannt, in welche Flugbahn die Rakete gebracht werden mußte, um ihr Ziel zu erreichen. Bei der neuen Strategie gegen den Krebs glaubte man mit alten Vorstellungen auszukommen, obwohl sich diese längst als unbrauchbar herausgestellt hatten. Es wurde also sehr viel Geld dafür aufgewendet, um ebensoweit am Ziel vorbeizuschießen wie eh und je. Auch die besten Abschußrampen und die modernsten Raketen nützen wenig, wenn die Flugbahn nicht richtig vorausberechnet wurde.
»Wir sind auf dem falschen Weg«, warnt der Kasseler Krebsspezialist Professor Ernst Krokowski. »Wir müssen einen neuen Anfang suchen. Das heutige Konzept der Krebsbekämpfung muß korrigiert werden.«
Statt dessen geht es aber unermüdlich im alten Trott weiter. Da werden Tiere mit Viren infiziert, und wenn Tumoren entstehen, herrscht der Glaube, daß dies beim Menschen genau so sein müßte. Trotz intensiver Bestrebungen ist es aber bis heute nicht gelungen, eine virusbedingte Krebsentstehung beim Menschen nachzuweisen.

Zudem werden ja die infizierten Tiere zusätzlich Streßsituationen ausgesetzt. 92 Prozent der Tiere, die Hitze, Kälte, Hunger und Schmerzen ertragen mußten, bekamen Krebsgeschwülste. Von den nicht gestreßten Tieren hingegen nur 7 Prozent!
Bei allen Versuchen hat sich außerdem herausgestellt, daß jede Tierart auf krebserregende Substanzen anders anspricht. Besonders Mäuse und Ratten neigen zu Spontantumoren, und je älter die Tiere werden, desto empfindlicher reagieren sie, wobei die Anzahl der Tumoren zunimmt. Außerdem besteht ein eindeutiger Zusammenhang zwischen Tumorrate und Kalorienzufuhr, was wiederum jede Aussage über die krebsverursachende Wirkung einer Substanz zweifelhaft macht.
Spritzt man Beagle-Hunden das Schwangerschaftshormon Progesteron, dann entwickeln sie Krebs. Frauen dagegen schützt das Hormon vor Krebs. Die Substanz Phenobarbital wirkt bei Mäusen krebserregend, aber bei Ratten schon nicht mehr; für Menschen ist sie ungefährlich. Chlornaphazin erzeugte beim Menschen sehr schnell Blasenkrebs, in Tierversuchen konnte das nicht festgestellt werden. Auch die Krebsgefährdung durch Arsen und Phenazetin war im Tierversuch nicht nachzuweisen.
Anfang des Jahres 1979 schreckte das Deutsche Krebsforschungszentrum in Heidelberg die Biertrinker in Deutschland auf. Es hieß, im Bier seien Nitrosamine gefunden worden, und es war bekannt, daß Nitrosamine bei Labortieren Krebs hervorrufen. Die Giftigkeit der Substanz ist schon 1937 beschrieben worden. Nach Tausenden von Versuchen an allen

möglichen Tierarten wurden die Nitrosamine dann 1956 als krebsverursachend eingestuft, was dann nach weiteren zigtausend Tierversuchen 1970 bestätigt wurde. So lange kann es dauern, bis man über die Kanzerogenität eines Stoffes Sicherheit erlangt hat. Die Biertrinker aber konnten dennoch aufatmen und auch weiterhin dem Gerstensaft treu bleiben. Die Forscher mußten nämlich zugeben, daß die Übertragung der Meßergebnisse vom Tier auf den Menschen problematisch sei: Der Mensch müßte täglich 30 Liter Bier oder noch mehr trinken, um von den im Bier enthaltenen Nitrosaminen Krebs zu bekommen. Also müssen den Tieren unglaubliche Mengen dieser Substanz verabreicht worden sein.

Ungenaue Methoden

Schon die Schädigung der Tiere mit Krebsstoffen ist ein problematisches Verfahren. Die Methoden sind ungenau und haben wenig Aussagewert, da sie die Aufnahme- und Verteilungsgeschwindigkeit beeinflussen und somit auch die krebsverursachende Wirkung einer Substanz. Ungenau ist die Dosiskontrolle bei der Futterbeimengung; schmeckt die Beimengung den Tieren nicht, wird sie liegengelassen, enthält sie angenehme Geschmacksstoffe, fressen die Tiere zuviel davon. Über das Trinkwasser läßt sich die aufgenommene Dosis noch weniger kontrollieren. Die sicherste Methode für den Forscher ist die Schlucksonde, für das Tier allerdings die unange-

nehmste Art der Verabreichung. Weiterhin gibt es die Inhalation, die intravenöse Applikation, das Einpflanzen unter die Haut oder das Einträufeln in die Augen.
Sicher ist, daß auch die Nahrung einen großen Einfluß auf die Krebsentstehung hat. Ratten zum Beispiel werden durch die Käfighaltung unnatürlich fett, was schon eine beträchtliche Abweichung von den natürlichen Verhältnissen ergibt. Hinzu kommen eine ganze Reihe anderer Faktoren, die diese Verhältnisse weiter verfälschen.
Professor M. Kramer von der Pharmafirma Hoechst erläutert am Beispiel der krebsverursachenden Wirkung das Problem der Übertragbarkeit vom Tierversuch auf den Menschen. Er zeigt, daß selbst »bei 100 Tieren pro Gruppe bei negativem Ausgang eines Versuches immer noch eine Tumorhäufigkeit von 4,5 Prozent übersehen worden sein kann. Diesen Mangel sucht man durch Gabe hoher Dosen auszugleichen ... Je verträglicher eine Verbindung ist, um so höher sind die Konzentrationen, die im Zweijahresversuch dann den Tieren zugeführt werden.« Die Folgen kann man an falschen Ergebnissen ablesen; prominentestes Beispiel sind die Süßstoffe. Hinsichtlich solcher Versuche »bezüglich ihrer Aussagekraft für den Menschen müssen wir also ein Fragezeichen machen«, räumt Professor Kramer ein. Kostenpunkt der Prüfung einer Substanz an Mäusen: 640000 Mark, an Ratten 760000 Mark.
Die Strukturen von Mensch und Tier spielen bei den sogenannten Kanzerogenitätsprüfungen eine große Rolle, da sie grundverschieden sind. Bei kleineren

Tieren zum Beispiel findet die Zellteilung schneller statt als bei großen, beim Menschen ist der Ablauf wiederum anders. Größere Tiere haben mehr empfindliche Zellen als kleine und bieten somit den Krebsstoffen mehr Angriffsflächen.

Vor allem spielt es eine erhebliche Rolle, daß ein Mensch etwa 35mal länger lebt als etwa eine Maus oder Ratte. Dazu der Krebsspezialist Professor Heinz Oeser: »Das Krebsgeschehen bei Maus und Ratte hat das Tempo eines Sprinters beim Hundertmeterlauf. Der zeitliche Ablauf der Krebserkrankung beim Menschen gleicht dem Tempo eines Marathonläufers.«

Im Tierversuch lassen sich nach Belieben Krebsgeschwülste erzeugen; bei Inzuchtstämmen funktioniert das zu nahezu 100 Prozent, wobei das auslösende Gift für den mit Krebstieren experimentierenden Forscher nicht von Bedeutung ist. Es spielt keine Rolle, ob die Nahrung den Krebs beeinflußt oder andere Faktoren die Geschwulst noch größer werden lassen. Hauptsache, es ist Krebs, der von den naturwissenschaftlich experimentierenden Gelehrten immer noch als eine rein örtliche Erkrankung eingeschätzt wird, die durch Schadstoffe hervorgerufen wird.

Deshalb beharrt die Krebsforschung ja auch auf der Meinung, daß die im Tierexperiment gefundenen Ergebnisse auf den Menschen übertragbar seien. Professor Oeser dagegen, der sich seine Kenntnisse am Krankenbett von Krebspatienten angeeignet hat, findet nach wie vor vergleichsweise wenig Hinweise darauf, daß bestimmte Substanzen beim Menschen

Krebs hervorrufen: »Die experimentelle Krebsforschung hat für ihre Lehre einen Tempel errichtet, in dem die Prediger die Krebsursache verkünden – so, als wäre diese bereits auch für die bösartigen Neubildungen beim Menschen gefunden und erwiesen. Ohren und Pforten sind verschlossen, wenn Einwände von seiten der klinischen Onkologie eindringen wollen.«

Eines jedenfalls hat die fehlgeleitete experimentelle Krebsforschung bewirkt: Die Furcht vor dem Krebs ist nicht geringer geworden. Ebenso wie die Zahl der Krebstoten ist sie weiterhin im Ansteigen begriffen, was den Pharmakologen Dr. Gerhard Kienle zu folgender Feststellung veranlaßte: »Weil man zwischen Erkenntnis und Intersubjektivität [Übereinkunft] nicht zu unterscheiden vermag, ist die Krebsangst geblieben, die Angst vor Substanzen, die bei irgendwelchen Tieren Krebs erzeugen, und die Angst, das Karzinom beim Menschen nicht zu operieren, zu bestrahlen und mit Chemotherapie zu behandeln. Die Angst erzeugt sozialen und menschlichen Druck und Prüfvorschriften, und diese Prüfvorschriften wiederum Verantwortungsvermeidungsverhalten. Dies alles ist machbar, nur hat es mit Wissenschaft und Erkenntnis nichts zu tun.«

8. *Mißerfolge der Unmenschlichkeit*

Herzinfarkt, Rheuma, Psychodrogen

Auch den herzinfarktgefährdeten Menschen haben die ungezählten Tieropfer bislang nicht ersichtlich helfen können. In den vergangenen 10 Jahren wurden rund 10000 Arbeiten über Tierversuche zur Ergründung der Herzinfarktmechanismen veröffentlicht, doch ein Fortschritt in Vorbeugung und Behandlung ist daraus nicht abzulesen. Im Gegenteil: Im Jahre 1977 waren 47,5 Prozent aller Todesfälle durch Herz-Kreislauf-Leiden verursacht, heute sind es die Hälfte aller Todesfälle. In der »Frankfurter Allgemeinen Zeitung« wundert sich Dr. Jochen Aumiller: »In der Bundesrepublik dürften jährlich etwa 350000 Menschen einem Herzinfarkt erliegen. Man muß sich deshalb fragen, warum alle Bemühungen um eine bessere Versorgung der Herzinfarktpatienten so wenig Erfolg haben.«

Ja warum wohl? Die Strategie gegen den Herzinfarkt ist ähnlich fehlprogrammiert wie der Kampf gegen den Krebs. Mit dem besorgniserregenden Ergebnis, daß der Herzinfarkt neuerdings nicht nur bei Frauen, sondern auch bei jüngeren Menschen immer mehr zunimmt – der Altersgipfel verschiebt sich nach unten.

Die Lehrbuchmedizin geht unbeirrbar davon aus,

daß dieses Leiden eine Folge der Arteriosklerose oder Verkrampfung jener Herzarterien sei, die dem Herzen kranzförmig aufliegen. Dieses Denkmodell wird auf das Tiermodell angewandt, und die dort gewonnenen experimentellen Ergebnisse werden wiederum auf den Menschen übertragen. Solch ein in sich geschlossener Kreislauf verleiht einem Irrtum den Status der Unausrottbarkeit.

Offenbar glaubt man aber, eine Veränderung zum Besseren dadurch herbeiführen zu können, daß man dieselben Versuche tausend- und abertausendmal wiederholt. Obwohl die Infarktzone häufig viel kleiner ist als das von der verschlossenen Herzkranzarterie versorgte Gebiet des Herzmuskels, obwohl sich das zerstörte Gebiet oft in Bezirke erstreckt, die von anderen, nicht verstopften Gefäßen versorgt werden, obwohl die Infarkte meist weitab von einer Verschlußstelle liegen und die Blutgefäße dazwischen prall gefüllt sind:

Obwohl also der Zusammenhang zwischen dem Herzinfarkt und seiner angeblichen Wirkung überaus fragwürdig ist, werden bei Tieren weiterhin massenhaft Gefäßverschlüsse herbeigeführt, um künstliche Herzinfarkte herbeizuführen. Wie das vor sich geht? Eine Ärztin beschreibt es so: »Das Herz wird herausgequetscht, dann wird eine Herzkranzarterie vorgenommen, und dabei entsteht bei der Ratte nachher ein Infarkt.«

An dieser Stelle ist es angezeigt, darauf hinzuweisen, daß Tiere normalerweise nicht von Herzinfarkten bedroht sind. Ein besonderer Anreiz für die Schaffung dieses also mehr als fragwürdigen Tiermodells liegt darin, daß wegen der hohen Erkrankungs- und Todesrate bei Herzinfarkt dafür sehr leicht Forschungsgelder lockergemacht werden können. Diese werden dann in Tierversuche investiert, über die später zu lesen ist: »Es scheint, daß ...« oder: »Es ist allerdings fraglich, ob ...«

Eine beliebte Methode, um arteriosklerotische Veränderungen (oder was man dafür halten möchte) beim Tier hervorzurufen, ist die Verabreichung verschiedener Diäten. Obgleich das, was dabei herauskommt, sich nicht mit der Grundkrankheit des menschlichen Herzinfarkts vergleichen läßt. Bei verschiedenen Tierarten werden Gefäßschäden durch Gewaltanwendung hervorgerufen, indem man die Innenwände der Gefäße verletzt, wobei sich eine hochdosierte Röntgenstrahlung als besonders zuverlässig erwiesen hat. Es ist müßig zu betonen, daß dies alles mit der immer häufiger werdenden Wohlstandskrankheit herzlich wenig zu tun hat.

Fragwürdige Tiermodelle, sinnlose Medikamente, bedenkliche Nebenwirkungen. Bei anderen chronischen Krankheiten ist es nicht anders. Beispiel Zukkerkrankheit: Das im Tierversuch über viele Jahre hinweg geprüfte orale Antidiabetikum (Antizuckerpille) Tolbutamid führte unter den mit diesem Mittel behandelten Patienten zu mehr Todesfällen als in der Vergleichsgruppe; die Substanz Buformin ist ebenfalls für schwere Gesundheitsschäden verantwortlich. Mittlerweile gilt auch hier als erwiesen, daß bei Patienten mit Altersdiabetes Diät und Bewegung bessere und dauerhaftere Erfolge bringen als orale Antidiabetika.

Auf einem Symposium der Kassenärztlichen Bundesvereinigung wurden Statistiken bekannt, die zeigen, daß durch die Diabetestherapie mit Sulfonylharnstoffen weder die Gefäßschäden durch die Zuckerkrankheit verhindert werden kann noch sich die Lebenserwartung der übergewichtigen Zuckerkranken verbessern läßt. In England wird ein übergewichtiger Diabetiker zunächst schon gar nicht mehr auf Tabletten eingestellt. Er muß erst abnehmen, dann wird er auf Diabetesdiät gesetzt. Sind die Blutzuckerwerte auch dann noch überhöht, wird zu Medikamenten gegriffen. In den meisten Fällen ist dies freilich nicht mehr erforderlich.

Künstliche Schmerzen

Millionen Tierversuche werden durchgeführt, um gegen die Volkskrankheit Rheuma wirksame Mittel zu finden. Über 400 verschiedene Antirheumatika gibt es bereits; das Rheuma wird jedoch immer häufiger, es scheint »ansteckend« zu sein wie eine Seuche. Doch die Pharmaforschung tritt mit ihren Tierversuchen nach wie vor auf der Stelle. Um die pharmakologischen Eigenschaften einer neuen entzündungshemmenden und antirheumatisch wirkenden Substanz zu testen, spritzten Pharmaforscher in Konstanz Mäusen Essigsäure ein und beobachteten dann das sogenannte Writhing-Syndrom, bei dem sich die Tiere vor Schmerzen krümmen, und zählen außerdem die Zahl der Streckreaktionen. An Ratten versuchte man einen Entzündungsschmerz auf andere Weise nachzuvollziehen. Dazu schreibt der Forscher: »Durch Beugen der entzündeten Extremität wurden in stündlichen Abständen ... Schmerzreaktionen (Abwehrbewegung mit der gesunden Pfote und/oder Vokalisation) ausgelöst und die Anzahl der reagierenden Tiere ermittelt.« Natürlich reagierten 100 Prozent, wehrten sich alle Tiere mit der gesunden Pfote und schrien jämmerlich. Vokalisation ist dafür die Umschreibung. Wie üblich in den Kreisen der Tierexperimentatoren, gab es in dem Versuchsbericht wiederum eine Danksagung an alle bei diesen Tierversuchen Beteiligten.

Professor Kalbhen und seine Arthrose-Versuche an Hühnern habe ich schon erwähnt. Er »verbrauchte« bereits Tausende von Hühnern, um die Wirksamkeit von Medikamenten bei dem nichtentzündlichen Gelenkverschleiß, auch degeneratives Rheuma genannt, zu erforschen, worauf er die Mehrzahl seiner Arbeiten seinem hochverehrten Lehrer widmete.

Auch hier gilt: Tiere haben von Natur aus kaum Rheuma und sind als Modelle denkbar ungeeignet. Kein Wunder also, daß die Langzeiteinnahme von Antirheumatika erhebliche Nebenwirkungen zur Folge hat.

Bei den Psychopharmaka gar scheint der Schaden größer zu sein als der Nutzen. Allein schon deswegen, weil seelisch bedingte Störungen am Tier nicht produziert und schon gar nicht nachvollzogen werden können. Und wie kann man schädliche Nebenwirkungen erkennen? Um sich über den heutigen Stand dieser Wissenschaft ein Bild zu machen, möchte ich noch einmal Professor Werner Koella von der Pharmafirma Ciba-Geigy in Basel zu Wort kommen lassen. Er bezeichnet die »funktionellen« Experimente am Tier als »in vielen Fällen noch wenig einträglich, weil der Erfolg hinsichtlich Voraussage der Wirkung am Menschen oft sehr bescheiden ist. Dies gilt vor allem für das Spezialgebiet der Psychopharmaka.«

Vier Absätze weiter führt er jedoch aus: »Untersuchungen einer ganzen Gruppe von Tieren geben wichtige Auskunft über die Wirkung von Psychopharmaka auf das soziale Verhalten, auf soziale Konflikte im Rahmen von etablierten Rangordnungen und auf interindividuelle Interaktionen. Entsprechend den Erfahrungen in unseren Laboratorien kommt solchen Befunden eine erhebliche Aussagekraft hinsichtlich der Wirksamkeit (am Menschen) besonders auf dem Gebiet der Anxiolytika und Antidepressiva [»Seelentröster«] zu. Solche Versuche haben den eminenten Vorteil, relativ ›menschlich‹ zu sein.«

Wie unmenschlich und auch wie unwissenschaftlich diese Versuche tatsächlich sind, sollen ein paar Beispiele deutlich machen. Um Psychopharmaka zu testen, werden die Tiere einem fortwährenden Psychoterror ausgesetzt, den der Forscher Lern- und Gedächtnistest nennt. Bei dem vielfach angewandten Geller-Test, benannt nach seinem Erfinder, werden vorwiegend Affen und Ratten durch Umgebungsmanipulationen in einen Zustand des Anomalen versetzt. Will zum Beispiel eine Ratte Futter, dann muß sie eine Taste drücken, um es zu bekommen. Zugleich bekommt sie als »Strafe« einen kräftigen elektrischen Schlag. Löscht sie aber vorher ein elektrisches Warnlicht, dann bleibt dieser Schlag aus. Die Tiere müssen bei diesem Vorgang auch auf schrille Töne und Blitzlicht reagieren. Und dies alles nach einem bestimmten, zeitlich festgelegten Rhythmus. Hinterher bekommen die Tiere die Testsubstanz, und die Reaktionen werden gemessen.

Sinnlose Folterungen

Es gibt noch einige andere Apparaturen, die mit dem sogenannten Strafreiz arbeiten. Das Y-maze-System wurde von der Firma Thomae entwickelt und ist ein Röhrensystem, das unter Strom gesetzt werden kann und von dem eine Röhre dunkel ist. Nach zehn Sekunden Eingewöhnungszeit werden die Tiere dann mit Stromschlägen von 50 Volt, 50 Hz, 5 msec Impulsdauer traktiert (was der Forscher »zur Bewegung animiert« nennt). Innerhalb von 30 Sekunden müssen die Tiere den dunklen und stromfreien Kanal gefunden haben. Die Ratten, die ihn innerhalb dieser Zeit nicht finden, gelten als Versager und werden aussortiert. Die Firma Sandoz benutzt für diese Versuche eine helle Plattform und einen dunklen Kasten. Die Ratte wird auf die taghelle Plattform gesetzt, dann wird ein so schriller Ton erzeugt, daß die Ratte fluchtartig im dunklen Kasten verschwindet. Der steht aber unter Strom, der das Tier wieder auf die Plattform zurücktreibt. Das Spielchen wird so lange

gespielt, bis die Ratte die Stromschläge mehr fürchtet als den schrillen Ton und auf der Plattform bleibt. Dann werden die Wirkungen von Psychopharmaka gemessen und Rückschlüsse auf den Menschen gezogen. Selbstverständlich scheidet man auch hier die Versager aus.
In einer dritten Apparatur müssen Ratten so lange in einem Wasser-Irrgarten schwimmen, bis sie den einzigen Ausgang finden. Bei diesen Tests streiten sich Wissenschaftler, was eine Ratte als Strafe und was sie als Belohnung empfindet. Der Toxikologe Professor Hummler schreibt: »Bei näherer Betrachtung erweist sich die Aussagefähigkeit der Tests jedoch als sehr begrenzt ... Diese Unempfindlichkeit der verfügbaren Testsysteme hinterläßt natürlich die Unsicherheit, ob damit verhaltenssteratologische Störungen überhaupt erfaßt werden können, und stellt den Wert der Untersuchungen generell in Frage.«
Ebenso vergeblich wie den angeführten chronischen Krankheiten ist man dem Schmerz auf der Spur. In der Schmerzforschung führt man einige der brutalsten Tierversuche durch. Hier werden Organe und Gliedmaßen von Versuchstieren verbrannt, verbrüht, kältegeschockt, gestochen, geschnitten, gequetscht, zermalmt, und es dürfte einen nicht einmal verwundern, wenn diese Forschungsobjekte auch gerädert würden. Was das Zufügen von Schmerzen anbetrifft, so hat sich ja der menschliche Geist immer schon als überaus erfinderisch erwiesen.
Natürlich sind alle diese durch Folterungen hervorgerufenen Schmerzen nicht zu vergleichen mit den Beschwerden der chronischen Schmerzkrankheit

beim Menschen. Welche Schlüsse sollen sich auch aus Reaktionen und Kurvenverläufen beim Tier auf epidemisch zunehmende Schmerzzustände beim Menschen ziehen lassen? Die Schmerzforschung doktert nach wie vor am Symptom herum, und so dankenswert dies auch im Einzelfall sein mag – von den Ursachen der Beschwerden hat die Wissenschaft immer noch kaum eine Ahnung.

Was für ein Fortschritt, wenn Schmerzforscher neuerdings eingestehen, daß Tiere doch nicht die geeigneten Modelle gewesen seien!

9. Würden Sie sich von einem Tierarzt operieren lassen?

Tierversuch und Chirurgie

Der berühmte englische Arzt Sir W. Heneage Oglivie hat mit Stolz festgestellt: »Die englische Chirurgie hat von jeher auf hohem Niveau gestanden, denn man kann mit Fug und Recht sagen, daß jeder bedeutende Fortschritt auf dem Gebiet der Chirurgie aus diesem Lande stammt.«
Hinzugefügt muß werden, daß in Großbritannien seit 1876 alle Tierversuche verboten sind, die sonst überall der Übung und der Schulung von Chirurgen dienen. Wie aber erlernen nun englische Chirurgen ihr Handwerk? Sie erlernen es, wie es die Chirurgen Jahrhunderte hindurch getan hatten: auf der Grundlage der menschlichen Anatomie.
»Es ist selbstverständlich«, sagte schon 1932 der berühmte französische Operateur Abel Desjardins, »daß man die zu operierende Stelle gründlich kennen muß. Deshalb wird die Chirurgie zuerst aus Abhandlungen und anatomischen Fachwerken erlernt, später durch das Sezieren zahlreicher Leichen ...« Als Assistenzarzt ist der angehende Chirurg erst einmal Zuschauer. Dann darf er erfahrenen Chirurgen assistieren. Schließlich darf er selbst operieren, wobei ihm ein erfahrener Operateur assistiert.

Ein mühevoller Weg, wie man sieht. Für viele unserer Chirurgen offenbar zu mühevoll. Bei uns erwerben sie ihre Ersterfahrung im Tierexperiment, wobei erwähnt werden muß, daß sie die beim Tier gewonnenen Erfahrungen später einmal nicht auf den Menschen werden übertragen können. Hier ist höchstens das Üben der richtigen Skalpellhaltung und das Anlegen einer exakten Naht von Nutzen. Es ist nun einmal eine nicht wegzudiskutierende Tatsache, daß der spitze und somit enge Brustkasten eines Hundes kaum Ähnlichkeit mit dem eines Menschen hat und der Verdauungsapparat eines Kaninchens mit dem eines Menschen kaum zu vergleichen ist. Für diese Art Experimente braucht der Chirurg sogar ganz andere Instrumente, als er sie später dann beim Menschen verwenden muß.
Ein wesentlicher Faktor ist auch, daß der Chirurg in der Regel mit gesunden Tieren experimentiert; hinterher beim Menschen aber hat er es mit kranken Organen zu tun. Diese sind bekanntlich bei weitem nicht mehr so elastisch und funktionsfähig, wie es ein gesunder Organismus ist. Somit besteht auch hier wiederum keine Übertragbarkeit auf den Menschen. Dies allein schon läßt die chirurgischen Tierexperimente fragwürdig erscheinen. Oder würden Sie sich von einem Tierarzt operieren lassen?
Auch Chirurgen mit abgeschlossener Ausbildung üben immer noch am Tier. »Ohne Tierexperimente geht es nicht in der Chirurgie«, betonte nachdrücklich Professor Brendel, Leiter des Universitätsinstituts für chirurgische Forschung in München, auf einer Podiumsdiskussion. Die Gefäßchirurgen bei-

spielsweise müßten andauernd am Tier und unter dem Mikroskop die feinsten Nähte üben, und überhaupt wäre die Transplantationschirurgie ohne das Tierexperiment nicht denkbar gewesen.
Hier kann man bedingt zustimmen. Dieser Bereich fällt vielleicht unter die verbleibenden fünf Prozent sinnvoller Tierversuche, denn Transplantationen müssen geübt werden. Aber wie sagte doch Professor W. Akers: »In allen unseren Tierexperimenten hatten wir immer mit gesunden Herzen gearbeitet. Den Umstand, daß wir jetzt mit kranken Herzen an der unteren Leistungsgrenze zu tun hatten, hatten wir nicht bedacht.«
Eine ganz andere Frage ist, ob Transplantationen überhaupt sinnvoll sind. Die Argumente der Gegner sind jedenfalls gewichtig. Das Problem der Abstoßung von fremden Organen ist noch nicht zufriedenstellend gelöst. Bisher konnte dies nur mit stärksten Medikamenten – und das auch nur vereinzelt – verhindert werden. Dabei sind die Folgen der Nebenwirkungen für die Transplantationspatienten katastrophal. Dem einen zerstören die Medikamente die Magenwände. Folge: Der halbe Magen oder mehr muß weggeschnitten werden. Dem anderen zerfressen diese Medikamente den Darm. Folge: Ganze Meter davon müssen entfernt werden. Zudem hat sich herausgestellt, daß transplantierte Organe von der gleichen Krankheit befallen werden, an der das herausoperierte Organ schon krankte. Allein mit einer Transplantation kann die Störung nicht beseitigt werden. Tatsächlich wirkt diese auch auf das »neue« Organ ein und macht es krank.

Es hat sich auch herausgestellt, daß Transplantatträger bis zu 140mal krebsanfälliger sind als Vergleichsgruppen im selben Alter. Außerdem ist eine auffallende Infektbereitschaft festzustellen. Eigentlich müßten Menschen mit fremden Organen im Körper ständig »unter Verschluß« gehalten werden, damit diese Anfälligkeit nicht zu ernsthaften Folgen führt. Da dies nicht durchführbar ist, muß ihr wieder mit starken Medikamenten begegnet werden. Und diese wiederum rufen verheerende Nebenwirkungen hervor. In der Literatur sind Blut- und Gefäßveränderungen aufgeführt, auch Knochenzerfall und Hirnschäden wurden registriert.

Auf den ersten Blick sind Meldungen immer imponierend, die von medizinischen Großtaten berichten wie: »Affenleber rettet Mädchen.« Ein zwölfjähriges Mädchen hatte giftige Knollenblätterpilze gegessen und schwebte infolge einer Lebervergiftung in höchster Lebensgefahr. Um das Gift aus dem Blut zu waschen, schlossen Chirurgen der Bonner Universitätsklinik den Blutkreislauf des Mädchens nacheinander an die Lebern von fünf Pavianen an. In solch einem Falle sind wohl die meisten der Meinung, daß alles Menschenmögliche getan werden müsse, daß – um ein Menschenleben zu retten – auch Tiere geopfert werden dürfen und müssen.

Nur: Schaut man hinter die Kulissen, so kommt diese Auffassung schnell ins Wanken. Es gibt nämlich Ersatzmethoden, die unter Umständen erfolgreicher sein können. Billiger sind sie auf jeden Fall: Für eine Blutwäsche mit Tieren müssen durchschnittlich rund 400000 Mark aufgewendet werden, die Medikamen-

te für den Selbstversuch des französischen Arztes Pierre Bastien dagegen kosten 20 Mark. Es geht aber nicht um das Geld. Hauptsache ist die Rettung eines Menschenlebens.
Und hier ist vom Schlußakt der »medizinischen Großtat« zu berichten. Das Mädchen starb ebenso wie 7 weitere von den 13 Patienten mit Knollenblätterpilzvergiftung, bei denen bisher Blutwäschen mit Affenlebern durchgeführt wurden. Pierre Bastien dagegen hat bereits seinen dritten Selbstversuch überlebt. Zuletzt hatte er 100 Gramm Knollenblätterpilze genossen und die Vergiftung wiederum erfolgreich mit handelsüblichen Medikamenten und einer von ihm entwickelten Behandlungsmethode überwunden.
Dieses Beispiel steht an dieser Stelle, weil es ein Muster dafür ist, wie festgefahren und einseitig ausgerichtet die naturwissenschaftlich-experimentelle Medizin ist: Die Bastien-Methode wird von ihr abgelehnt, obwohl mit dieser Therapie in Frankreich schon etliche Vergiftete gerettet worden sind.
Ein Kapitel für sich ist die Gehirnchirurgie. Tierexperimentatoren hatten bei der Durchtrennung von Nervenfasern in Affengehirnen irgendwelche Dämpfungen des Antriebs beobachtet. Also versuchte man auch Erkrankungen des Menschen, die man für psychisch bedingt hielt, auf diese Weise zu beeinflussen. Nachdem Gehirnchirurgen an unzähligen Tieren geübt und dabei gelernt hatten, wie man in den Hirnen von Katzen, Hunden und Affen einzelne Hirnteile durch Verschmoren, Verbrennen oder sonstige Gewalteinwirkung ausschaltet oder umpolt, wagten sie

sich an den Menschen. In ihrer unergründlichen Phantasie bildeten sie sich ein, fragwürdige Ergebnisse von verstümmelten Affengehirnen auf psychisch kranke oder geistig gestörte Menschen übertragen zu können.
Unvergessen bleibt Walter Jackson Freeman, genannt »Jack, the Brainslasher«, was soviel bedeutet wie »Hirnschlitzer«. Freeman war der Erfinder der »Standard-Leukotomie«, und nach seiner Methode wurden viele Menschen am Gehirn operiert, die meist an Schizophrenie litten. Erst wurde der Patient mit Elektroschocks betäubt, dann wurde ihm über dem Auge ein keilförmiges, massives Instrument, genannt »Eispickel«, durch den Knochen sieben Zentimeter tief ins Gehirn getrieben. Durch Kreisbewegungen des Leukotoms wurde möglichst viel Gehirngewebe vernichtet. Neben vielen anderen Nebenwirkungen war eine traumatische Epilepsie die häufigste Spätfolge dieser Operation: In 53 Prozent der Fälle hatten die Patienten später die Fallsucht.

Und was nutzt das dem Kranken?

Läsion heißt der Fachausdruck für das Zerstören feinster Gehirnteile, wobei die dafür extra konstruierten Sonden heute viel weiter reichen, als der »Eispikkel« jemals reichen konnte. Es gibt keine Region im Gehirn, die von dieser Sonde nicht erfaßt werden könnte, wo mit ihrer Hilfe nicht Gehirnzellen verschmort und verschweißt werden könnten.

Und die Entwicklung geht weiter. Hirnoperateure schneiden Katzen, Hunden und Affen die Köpfe ab, isolieren sozusagen damit die Gehirne und messen dann, wie lange sie sie in diesem isolierten Zustand am Leben erhalten können. Wird beim Menschen die Hirndurchblutung unterbrochen, dann kommt es nach etwa 5 Minuten zu organischen Dauerschäden des Gehirns, nach rund 10 Minuten tritt der Tod ein. Nun ist es in einem Max-Planck-Institut gelungen, die Gehirne von Katzen und Hunden nach 60 Minuten wiederzubeleben, Affenhirne wurden nach 16 Minuten wiederbelebt, ohne daß ein »feststellbarer Schaden zurückblieb«. Erreicht wurde dies allerdings nur mit Barbituraten (Schlafmitteln), die den Sauerstoffbedarf des Gehirns herabzusetzen vermögen. Es ist nirgends vermerkt, welche Schäden diese Gifte in den Gehirnen angerichtet haben und was diese Versuche für die Humanmedizin wirklich bedeuten.

Das neueste Schlagwort in der Psychochirurgie heißt »ESB« (Electrical Stimulation of the Brain). Operateure pflanzen Tieren, mit Vorliebe Affen, Elektroden in die Gehirne ein, über die dann durch Computer oder sonstige telemetrische Systeme das Verhalten beeinflußt und Gefühle blockiert werden können.

Eine ferngesteuerte Kontrolle ist natürlich ebenfalls möglich. So haben amerikanische Wissenschaftler allen Ernstes den Vorschlag gemacht, entlassene Verbrecher mit so einer in das Gehirn gepflanzten Elektronik zu überwachen. Vom Versuchsobjekt Tier zum »Großen Bruder«, der alles sieht und weiß, ist es nur ein kleiner Schritt.

Wie man sieht, passiert so etwas nicht etwa nur in totalitären Staaten, wo den Diktatoren jedes Mittel der Unterdrückung und der Kontrolle recht ist, um an der Macht zu bleiben. So etwas ist auch in Ländern möglich, in denen der Wissenschaft durch das Grundgesetz die Freiheit der Forschung und der Lehre garantiert wird. Und kein Staatsanwalt kann sich darum kümmern, weil er im Gesetz keine Handhabe dafür findet.

10. Ein Herz für Tiere?

Die Geheimnisse der Ehrenmänner

Über die Sinnlosigkeit von Tierversuchen und die Probleme der Übertragbarkeit auf den Menschen habe ich mich schon ausführlich geäußert. Wie aber steht es mit der Behauptung, daß die Versuchstiere gar nicht leiden müßten?

Die modernen Folterkammern der zivilisierten Welt sind vollgestopft mit den raffiniertesten Apparaten, mit denen die Tiere gefesselt, gereckt, gestreckt, aufgehängt und eingezwängt werden können und die meist nach ihren Erfindern benannt sind. Hunde und Katzen sind aber nicht ganz wehrlos, bevor sie in die Apparaturen eingespannt werden. Die Katze hat ihre Krallen und der Hund seine Zähne. Deshalb ist es nicht nur einmal vorgekommen, daß den Katzen die Krallen abgezwickt wurden. Es sind Fälle bekannt, in denen sich der Experimentator nicht einmal diese Mühe machte, sondern die Krallen einfach herausriß. Auch Hunden wurden schon die Zähne gezogen, oder sie wurden ihnen eingeschlagen; bevorzugt wird jedoch das Zunähen des Maules.

Jeder Experimentator wird von sich behaupten, er arbeite nur mit narkotisierten Tieren. Bedenkt man aber, daß zum Beispiel Schmerzen am narkotisierten Tier nicht registrierbar sind, dann weiß man, daß es

sich um reine Schutzbehauptungen handelt. Seitenweise könnte man Experimente aufzählen, die unter Narkose keinerlei Ergebnisse bringen und somit für den Experimentator nicht von Nutzen sind. Er hätte dann ja kein Material für Veröffentlichungen in der Fachzeitschrift seiner Sparte . . .
Damit der Experimentator durch Winseln, Klagen, Schmerzensschreie und Schmerzensgeheul nicht bei seiner Arbeit gestört wird, nimmt man an den Tieren gern noch einen anderen Eingriff vor.
Erschütternd geschildert wird dies in Curzio Malapartes Roman »Die Haut«: Der Hund Phöbus war des Schriftstellers einziger Gefährte in der Verbannung gewesen und blieb dann auch in Pisa, wo Malaparte lebte, bei ihm. Eines Tages war Phöbus aus der Stadt nicht mehr zurückgekommen. Tagelang hatte ihn Malaparte gesucht und schließlich in einem Versuchslabor der Universität gefunden.

Auszug aus »Die Haut« von Curzio Malaparte

Der Arzt, ein blonder, kurzsichtiger junger Mann mit müdem Lächeln, hörte mich höflich an und betrachtete mich lange, ehe er antwortete, daß er sein möglichstes tun wolle, um mir zu helfen.
Er öffnete eine Tür, wir traten in einen großen, sauberen, hellen Raum, mit blauem Linoleum auf dem Fußboden. Längs der Wände standen in Reihen nebeneinander, wie Betten in einer Kinderklinik, seltsame celloförmige Wiegen: In jeder dieser Wiegen lag auf dem Rücken ein Hund ausgestreckt, mit geöffnetem Bauch

oder gespaltenem Schädel oder einer klaffenden Wunde auf der Brust ... Kein Laut entrang sich den halbgeschlossenen Rachen der gekreuzigten Hunde ...
Plötzlich erblicke ich Phöbus. Er lag auf dem Rücken ausgestreckt, der Bauch war geöffnet, eine Sonde in seine Leber eingeführt. Er starrte mich an, hatte die Augen voller Tränen. In seinem Blick lag etwas wundervoll Weiches. Er atmete leicht, mit halbgeschlossenem Mund, von einem gräßlichen Zittern geschüttelt. Er starrte mich an, ein grausamer Schmerz fraß in meiner Brust. »Phöbus«, rief ich leise. Und Phöbus sah mich mit dem wundervoll weichen Blick seiner Augen an ... und er gab keinen Laut von sich.
Der Arzt trat neben mich, berührte mich am Arm. »Ich darf eigentlich den Versuch nicht unterbrechen«, sagte er, »es ist verboten. Aber für Sie ... ich werde ihm eine Spritze geben. Er wird nicht leiden.«
Ich blieb vor Phöbus stehen, ich zitterte heftig, die Tränen rollten mir übers Gesicht. Phöbus sah mich an, und nicht der leiseste Laut entrang sich seinem Munde, er sah mich an mit einer wundervollen Milde in den Augen. Auch die anderen Hunde, in ihren Wiegen auf dem Rücken ausgestreckt daliegend, sahen mich an, alle hatten etwas seltsam Weiches in den Augen, und nicht der leiseste Seufzer kam von ihren Lippen.
Mit einem Male brach ein Schrei des Entsetzens aus meiner Brust: »Weshalb diese Stille?« schrie ich, »was ist das für eine Stille?«
Es war eine fürchterliche Stille. Ein endloses Schweigen, eiskalt, tot, das Schweigen des Schnees.
Der Arzt näherte sich mir, eine Spritze in der Hand. »Bevor wir sie operieren«, sagte er, »schneiden wir ihnen die Stimmbänder durch.«

Curare, das nervenlähmende Pfeilgift der südamerikanischen Indianer, wird gleichfalls bei Tierversuchen eingesetzt. Vor allem Hirnforscher bevorzugen es, da es die gesamte Muskulatur lähmt, die Hirnfunktionen jedoch voll erhalten bleiben, also auch das Bewußtsein und die Schmerzempfindlichkeit. Der Hirnforscher braucht das Bewußtsein des Tieres, da er an einem narkotisierten Tier nicht die entsprechenden Meßergebnisse erzielen kann. Andererseits muß sich das Tier zum Aufzeichnen feinster Gehirnströme völlig ruhig verhalten, was auch mit dem raffiniertesten Fesselungsapparat nicht gewährleistet ist.

Dieses Stillhalten ermöglicht nur ein mit Curare immobilisiertes Tier, wie der Forscher die Muskulaturlähmung bezeichnet. Damit das Tier nicht erstickt, wird es künstlich beatmet und erlebt somit bei vollem Bewußtsein das gesamte Versuchsgeschehen mit. Da ein Tier neben der Schmerzfähigkeit von den vielen Ängsten nur die Todesangst kennt, braucht nicht sonderlich erwähnt zu werden, was für eine stunden- oder tagelange Folter diese Versuche für ein Tier bedeuten.

Erinnern Sie sich an das Foto der Katze mit dem Stecker im Kopf? Als es vor einigen Jahren um die Welt ging, hat es millionenfach zu einem Aufschrei des Entsetzens geführt. Zeitungen berichteten sogar von Selbstmorden, da Menschen es nicht mehr ertragen konnten, zu derselben Gattung Lebewesen zu gehören, die andere, nicht so intelligente, aber ebenso empfindsame Lebewesen auf brutalste Art und Weise für seine Zwecke benützt.

Der elektrische Steckkontakt im Kopf der Katzen wird vielfach zur Erforschung der Epilepsie verwendet. Über wohldosierte Stromstöße in das Gehirn des Tieres können Reaktionen hervorgerufen werden, die dem Erscheinungsbild der Epilepsie zwar ähneln, aber ganz andere Ursachen haben. Ein Stromstoß beispielsweise bewirkt, daß die Katze sofort wild zu fauchen beginnt, gegen die Wände und die Decke ihres Käfigs springt, tobt und alles angreift, was sich ihr in den Weg stellt. Wird dann der Strom abgeschaltet, ist das Tier sofort wieder ruhig, und die Katze läßt sich streicheln. Daß sie dabei auch schnurrt, ist freilich in keinem Versuchsbericht festgehalten.
Seit Veröffentlichung des Fotos wird diese Art Hirnforschung allerdings unter strengster Geheimhaltung betrieben. Tatsache ist jedoch, daß mittlerweile in vielen Universitätslabors Katzen mit elektrischen Steckkontakten in den Köpfen existieren.

Alles nur aus Neugier . . .

Weil ein Wissenschaftler wissen wollte, wie lange der Todeskampf von Jesus gedauert haben könnte, kreuzigte er einen Hund und ließ ihn am Kreuz sterben.
Ein anderer Experimentator wollte herausfinden, wie stark der Überlebenswille von Tieren ist. Er warf Ratten in einen halbvollen Wassertank und zwang sie zu schwimmen, bis sie vor Erschöpfung nicht mehr konnten. Die meisten Tiere gingen nach etwa

60 Stunden unter, einige Ratten allerdings schwammen 90 Stunden lang, bis sie zugrunde gingen.
Die Bauern wissen seit Jahrhunderten, daß Schweine aggressiv werden, wenn sie in zu engen Stallungen leben müssen. Dieses Wissen reizte offenbar die Neugier der Forscher. Ergebnis: Werden Schweine auf sieben Quadratmeter je Tier gehalten, dann beißen sie sich 24 Sekunden lang innerhalb von zehn Minuten, werden sie aber auf vier Quadratmeter pro Tier zusammengepfercht, dann fügen sie sich innerhalb von zehn Minuten 32 Sekunden lang schwere Bißwunden zu. Selbstverständlich hatte Futterentzug das Aggressionsverhalten der Schweine gesteigert.
Auch elektrische Muskelströme erwecken immer wieder die Wißbegier von Forschern. In Hannover berichtete darüber ein Experimentator: »Für eine Untersuchung der elektrischen Muskelströme wird die Katze narkotisiert und das Rückenmark am Ursprung durchtrennt. Anschließend wird ein Muskel eines Hinterlaufes herausgelöst, an die Meßapparatur angeschlossen und die Narkose beendet. Die in den Körper führenden Nervenbahnen wurden durchtrennt, um das Gehirn intakt zu halten und die Narkose absetzen zu können.«
Neben dem Bestreben, den Menschen zu helfen, ist es vor allem die Neugier, die Forscher immer wieder zu neuen Tierversuchen treibt. So lautet ein gern verwendetes Argument, wenn es um die Rechtfertigung besonders grausamer Experimente geht.
Neugier ist eine schätzenswerte menschliche Eigenschaft. Ohne Neugier gäbe es keinen Fortschritt. Ist sie jedoch fehlgeleitet, dann kann sie für den Men-

schen gefährlich werden. Und erst recht für Abermillionen von Tieren, die unter grausamsten Umständen nutzlos ihr Leben lassen müssen.
Neugier führt irgendwie immer zu einem Ergebnis. Zumindest zur Anerkennung im Kollegenkreis, vielleicht sogar zu einer Auszeichnung oder gar zur Verleihung eines Preises. »Je mehr Veröffentlichungen ein Wissenschaftler herausgebracht hat«, schreibt die Biologin Dr. Barbara Ganser, »desto höher ist sein Ansehen innerhalb seines Wirkungskreises und desto eher wird er als kompetent zu bestimmten Fragen herangezogen.«
Die Veröffentlichungen über Tierversuche füllen ganze Wände in den Universitätsbibliotheken und haben ein Ausmaß angenommen, das auch von Fachleuten längst nicht mehr überblickt werden kann. Macht zum Beispiel der Forscher X in einem Universitätslabor mit Hunden bestimmte Kreislaufversuche, an denen auch der Forscher Y an einem Max-Planck-Institut arbeitet, dann werden sich beide mit einer wahren Veröffentlichungsflut gegenseitig zu übertrumpfen versuchen.
Aus diesen Gründen sind Abertausende von unnützen Doppelversuchen gemacht worden, die sich schließlich zu Mehrfach- und Vielfachversuchen steigern, weil sich immer mehr Wissenschaftler dieses Themas annehmen und diese Versuche in stets etwas abgewandelter Form ihr ganzes Leben lang durchführen. Und der Herr Professor gilt dann in Fachkreisen als führender Spezialist auf diesem Gebiet. »Die unübersehbar gewordenen wissenschaftlichen Publikationen«, schreibt das Ärzteblatt »Selecta«, »ver-

bergen hinter ihrem Anspruch an Objektivität oft nur noch Doppelarbeit, Leerlauf oder schieren Nonsens.«
»Variiert man die Fragestellung geringfügig«, so der Bonner Pharmazeut Professor Kurt Fickentscher, »dann lassen sich auch auf abgegrasten Wiesen immer wieder Dissertationsthemen finden und ›papers‹ ernten.« Professor A. Kohn spöttelt: »Die Maus ist ein Tier, das, in genügender Anzahl und unter sorgsam kontrollierten Bedingungen getötet, immer ein Dissertationsthema ergibt.« Und das Ärzteehepaar Stiller urteilt: »Die Versuchstiereinrichtungen innerhalb der Hochschulen erweisen sich geradezu als Legebatterien für akademische Titel. Wir können eine Fülle von wissenschaftlichen Veröffentlichungen nennen – auch solche zur Erlangung des Professorentitels –, in denen Tierversuche beschrieben werden, die mit einem Minimum an Denkarbeit, geringem Nutzeffekt und oftmals beispielloser Grausamkeit durchgeführt wurden.«
Das einzig Positive an der Sucht nach Selbstdarstellung von Tierexperimentatoren ist, daß durch die vielen Veröffentlichungen bekannt wurde, was in den Forschungslabors hinter den Institutsmauern wirklich vor sich geht. Tierexperimentatoren arbeiten in der Regel hinter verschlossenen Türen und unter Ausschluß der Öffentlichkeit. Die Anweisungen hinsichtlich des Zutritts sind so streng, daß es nur ganz selten einem Außenstehenden gelingt, Einblick zu erlangen, zumal da auch die Laboratorien oftmals in unscheinbaren Gebäuden untergebracht sind, in denen sie nicht vermutet werden.

Ich kann gut verstehen, daß sich die Experimentatoren bei ihrer Arbeit ungern auf die Finger schauen lassen. Dem angesehenen Wissenschaftler könnte ja sonst in der Öffentlichkeit schnell der Ruch anhaften, ein Tierquäler zu sein, ein Schlächter oder gar ein Folterknecht. Und welcher Ehrenmann läßt sich das schon nachsagen?

Die Folterwerkzeuge

Ziegler-Stuhl

So benannt nach seinem Erfinder James E. Ziegler. Die Vorzüge dieses Metallsitzes bestehen darin, daß das Tier bewegungslos festgehalten wird, dabei aber der Kopf und der größte Teil des Körpers freiliegen und somit für den Experimentator ungehindert zugänglich sind. Bevorzugt wird der Stuhl bei Schädeloperationen verwendet, da er sich zum Freilegen des Gehirns und zum Einsetzen von »Fenstern« im Schädel besonders gut eignet. Der Metallsitz wird aber auch gerne auf Experimentalzentrifugen montiert, da er verstellbar für verschiedene Lagen ist.

Blalock-Presse

So benannt nach seinem Erfinder Alfred Blalock. Mit dieser Presse, die aus Stahl besteht und einer alten Druckerpresse ähnelt, kann einem Hund das Muskelgewebe am Bein zerquetscht werden, ohne dabei den Knochen zu zermalmen. Dies wird ermöglicht durch eine ausgeklügelte Verzahnung der Platteninnenseiten, die mit einem Druck bis zu 5000 Pfund gegeneinandergepreßt werden können.

Noble-Collip-Trommel
So genannt nach ihren Erfindern, den Ärzten R. L. Noble und J. B. Collip. Mit dieser Trommel können Verletzungsschocks ausgelöst werden. Die genaue Arbeitsweise beschreibt die Anleitung: Um bei dem Tier Verletzungen hervorzurufen, setze man es in eine Drehtrommel, deren Innenwand mit Auskragungen versehen ist. Zu beachten sei jedoch, daß vor Beginn des Experimentes dem Tier die Füße zusammengebunden werden, weil es sonst in der rotierenden Trommel so lange, bis es vor Erschöpfung nicht mehr kann, die Auskragungen überspringen und somit die Ergebnisse verfälschen würde.

Horsley-Clarke-Gerät
So genannt nach den Erfindern, den Ärzten Horsley und Clarke. Dieses Gerät dient den Experimentatoren zum Einsetzen der »Collison-Kanüle« in die Köpfe von Katzen und Affen. Diese Kanüle vereinfacht das Einführen von Elektroden oder Druckanzeigern in den Schädelinnenraum des Tieres, ebenso erleichtert sie Injektionen, die in regelmäßigen Abständen gegeben werden müssen.

Diese Apparaturen gehören zur Ausrüstung eines einschlägigen modernen Tierversuchslaboratoriums.

11. Das Ende des Fortschritts

Durch Tierversuche in die Krise

Nach Schätzungen des Bundesgesundheitsministeriums werden in der Bundesrepublik jährlich etwa sieben Millionen Versuchstiere »verbraucht«. Bei einer öffentlichen Anhörung über Versuchstiere im Bundesausschuß für Ernährung, Landwirtschaft und Forsten wurde dagegen die Zahl von 15 Millionen genannt. Die größten Verbraucher sind die Universitäten, die Max-Planck-Institute und die pharmazeutische Industrie: Auf sie entfallen etwa drei Viertel aller Versuchstiere. Den Rest teilen sich die Kosmetikindustrie, deren Tierbedarf ebenfalls ständig im Steigen begriffen ist, die Pflanzenschutzmittelhersteller und die Bundeswehr, die unter größter Geheimhaltung, jedoch besonders intensiv an Versuchstieren forscht.

Zieht man nur den Platzbedarf der Universitäten für diesen Forschungszweig heran, dann bekommt man eine gewisse Vorstellung davon, welche Dimensionen diese Grundlagenforschung angenommen hat. In Düsseldorf wird auf insgesamt 5900 Quadratmeter Grundfläche an Tieren geforscht, in Frankfurt sind es 2230 Quadratmeter, in Ulm 1200 Quadratmeter und in Münster 900 Quadratmeter. Hier ist ein Erweiterungsbau mit 1400 Quadratmetern vorgesehen.

Den wohl größten Aufwand betreibt die Universität in Hannover. Deren zentrales Tierlabor kostete 25 Millionen Mark, 82 Forschergruppen machen dort täglich etwa 120 Tierversuche, und die Operationssäle sind so groß, daß bis zu 5 Arbeitsgruppen nebeneinander experimentieren können. Auch die Sektionsräume gestatten von der Größe her Massenbetrieb. Dort können gleichzeitig an mehreren größeren Tieren wie Ziegen, Schafen, Schweinen und Hunden die Sektionen durchgeführt werden.
Anfang 1982 wurde an der Freien Universität in Berlin ein gigantisches Tierversuchszentrum fertiggestellt. Der Bau allein kostete 125 Millionen Mark, die jährlichen Unterhaltskosten werden auf etwa 14 Millionen Mark geschätzt. Dort können Tierversuche noch und noch durchgeführt werden, ohne daß dabei eine Forschergruppe die andere aus Platzmangel behindert. Mittlerweile gibt es in der Bundesrepublik 14 solcher zentraler Forschungslabors, wobei Berlin das größte sein wird. Doch damit nicht genug: Das Bundesgesundheitsamt in Berlin plant dort den Bau einer weiteren Tierversuchsanlage für mehr als 150 Millionen Mark.
Von den staatlichen Institutionen und von den privaten Unternehmen werden jährlich schätzungsweise mehr als 2 Milliarden Mark für Tierversuche ausgegeben. Hat doch allein die Pharmaindustrie gigantische Ausmaße angenommen. Arzt und Patient haben den chemischen Arzneistoffen lange Zeit grenzenloses Vertrauen entgegengebracht, was wiederum den Umsatz in ungeahnte Höhen schnellen ließ. »Apothekenrenner« beherrschen den Markt, und einer

neidet dem anderen das Geschäft. Da aber ein Medikament nur 20 Jahre lang gesetzlich geschützt ist, davon jedoch die meiste Zeit für die Entwicklung, Prüfung und Erprobung aufgewendet werden muß, bleibt für einen lukrativen Verkauf nur wenig Zeit übrig.

Mittlerweile ist die Bundesrepublik zum drittgrößten Pharmaproduzenten der Welt mit rund 100000 Arbeitnehmern geworden. In den Labors der rund 550 Betriebe arbeiten über 6000 Akademiker, die ständig auf der Suche sind nach noch neueren, noch wirkungsvolleren Medikamenten. Gemessen an ihrer Inlandsproduktion von 14 Milliarden Mark und einem Exportwert von 5,5 Milliarden wendet die deutsche Arzneimittelindustrie mehr Geld auf für Forschung und Entwicklung als alle anderen Industriebereiche.

»Erfolge in der Arzneimittelforschung«, schreibt der Bundesverband der Pharmazeutischen Industrie, »sind die Voraussetzung für das Bestehen im internationalen Markt.« Bedenkt man, daß die Niederlassungen der deutschen Pharmafirmen im Ausland mehr als 50 Prozent des Weltumsatzes an Medikamenten produzieren, dann wird erst so richtig deutlich, welch wirtschaftliche Weltmacht die deutsche Pharmaindustrie eigentlich ist.

Die Konkurrenz aber schläft nicht. Also müssen immer wieder neue Arzneistoffe auf den Markt geworfen werden. Je schneller dies geschehen kann, desto größere Marktanteile sind sicher. Und somit schließt sich der Kreis, aus dem es kein Entkommen zu geben scheint, will man nicht kräftige Umsatzeinbußen hinnehmen. Mit Werbung für ständig neue Produkte wird eine immer stärkere Nachfrage geweckt; dafür werden insgesamt 4 Prozent des gesamten Inlandsumsatzes aufgebracht.

Werbung kennt keine Grenzen

Das alles hat zur Folge, daß heutzutage Arzneimittel wie Massenartikel angepriesen werden. Die Werbeaussagen für Medikamente sind ebenso suggestiv und marktschreierisch, als handle es sich um ein Waschmittel oder einen »Putzteufel«. Auch die Richtlinien für die wissenschaftliche Information und für die Arzneimittelwerbung, die der Bundesverband der Pharmazeutischen Industrie schon 1969 herausgegeben hat, und das Heilmittel-Werbegesetz aus dem Jahre 1965 haben diese Werbeauswüchse nicht zu unterbinden vermocht. Bereits 1974 mußte der Verband monatlich an seine Mitglieder etwa 120 Mahnungen wegen Verstößen gegen die Werberichtlinien verschicken.

Neben den 4 Prozent für Werbung gibt die pharmazeutische Industrie weitere 11 Prozent ihres Umsatzes für medizinische Information aus. So verschickt sie jährlich Arzneimittelmuster (»unverkäufliche Ärztemuster«) für mehrere Milliarden Mark, was nahezu ein Drittel der gesamten Arzneimittelproduktion ausmacht. Das Ziel ist der Praxisarzt, den ständig postalische Sendungen und 300 medizinische und halbmedizinische Zeitschriften über Neues und Wissenswertes auf dem Medikamentenmarkt zu unterrichten versuchen. Hinzu kommen 10000 Pharmavertreter, die sich neuerdings »Pharmareferenten« nennen, die jeden praktizierenden Arzt monatlich im Durchschnitt 16mal besuchen und ihn auf die firmeneigencn Produkte aufmerksam machen. Die Pharmareferenten haben auch schon eine ganze Reihe von Ärzten als Mitarbeiter gewonnen, die in ihren Praxen gegen Honorar bestimmte Medikamente ausprobieren und dann Berichte darüber veröffentlichen.

Durch diese Überangebote an Medikamenten und Informationen werden mehr und mehr Praxisärzte verunsichert, ja regelrecht manipuliert. Als Folge davon werden Arzneimittel immer unkritischer verordnet. Zum Teil wehren sich die Ärzte bereits, indem sie nur noch bewährte Medikamente verordnen. Umfragen zeigen, daß viele von ihnen schon wieder mit 100 bis 200 verschiedenen Mitteln auskommen. Alle übrigen betrachten sie als überflüssig, gesundheitsschädigend, ja als Gefahr für Leib und Leben.

Von der Bevölkerung sind 41 Prozent der Meinung, daß die modernen Medikamente die Menschen oft kränker machen, als sie ohnedies sind. Nach dieser Auffassung beseitigen sie vielleicht irgendwelche Beschwerden, aufgrund ihrer unerwünschten Nebenwirkungen schaden sie jedoch auf lange Sicht mehr, als sie nutzen.

Die Arzneimittelsicherheit steht also besonders im Blickpunkt. Sie kann aber nicht verbessert werden, solange der Tierversuch der Maßstab ist. Auf diesem Gebiet sind alle Möglichkeiten ausgeschöpft. Wie be-

reits dargestellt, kann selbst eine maximale Anzahl von Versuchstieren keinen 100prozentigen Schutz gewährleisten.
Einer Studie der US-Gesundheitskontrollbehörde Food and Drug Administration (FDA) zufolge wurden zur besseren statistischen Absicherung bei der Medikamentenprüfung statt der rund 1100 Tiere pro Testsubstanz 23000 Tiere verwendet. Der erzielte »Erfolg« ist bestürzend: Die statistische Zuverlässigkeit der Versuchsergebnisse konnte um sage und schreibe eine einzige Kommastelle erhöht werden!
Es geht hier nicht darum, daß die meisten großen medizinischen Entdeckungen ohne Tierversuche zustandegekommen sind: So hat Lister das Problem der Antisepsis nicht durch Tierversuche gelöst. Semmelweis fand die Ursachen der Wundinfektion ohne Experimente am Tier. Harvey entdeckte den Blutkreislauf durch Beobachtungen an sich selbst und an der Leiche (nur zugeben durfte er das nicht, da damals Untersuchungen an der Leiche verboten waren). Nicht im Tierversuch entwickelten Simpson, Wells und Morton die Narkose, und Schleich erfand die Lokalanästhesie nicht aufgrund von Tierexperimenten.
Es geht auch nicht darum, bei wie vielen Entdeckungen der Pharmakologie Tierversuche hilfreich waren: Paul Ehrlich entwickelte seine Chemotherapie im Tierversuch, die Immuntherapie mit Antigenen und Antikörpern wurde im Tierversuch erprobt und manche andere Therapie mehr.
Es geht darum, daß in Zukunft keine entscheidenden Durchbrüche aufgrund von Tierversuchen zu erwar-

ten sind. Die Pharmaindustrie hat sich dem Ende ihres derzeitigen Weges genähert. Wie nahe sie schon daran ist, zeigt ein anderes Beispiel aus den USA: Von den dort im Jahre 1979 insgesamt zugelassenen 11 neuen Medikamenten wurde nicht ein einziges in die Katcgorie »A« aufgenommen, was ihm dann einen wesentlichen therapeutischen Fortschritt bescheinigen würde. 4 wurden in die Kategorie »B« eingereiht, was geringen therapeutischen Fortschritt bedeutet, der Rest von mehr als 60 Prozent in »C«: keinerlei therapeutischer Fortschritt!

Tatsächlich müssen heute schon zwischen 10000 und 15000 chemische Stoffe im Tierversuch geprüft werden, bis einer gefunden wird, der sich für ein Arzneimittel eignet. Dies dauert Jahre, und die Entwicklung eines Arzneimittels auf dieser Basis kostet zwischen 80 und 110 Millionen Mark. Dabei entfallen auf den Chemiker etwa 10 Prozent der gesamten Kosten, auf die biomedizinische Forschung ungefähr 26 Prozent und ungefähr 60 Prozent auf die Toxikologie, also die Sicherheitsprüfung. Den Rest beansprucht der Galeniker, der aus einer nicht genießbaren Substanz eine möglichst wohlschmeckende Tablette zaubert.

Die Pharmaindustrie wendet für die Arzneimittelforschung und Arzneimittelentwicklung jährlich rund 2 Milliarden Mark auf, und wenn der Tierversuch daran anteilig bei mehr als 80 Prozent liegt, so gibt die Pharmaindustrie dafür jährlich 1,6 bis 1,7 Milliarden Mark aus.

Es erhebt sich die Frage, warum die so streng kalkulierenden Kaufleute in der Pharmaindustrie für Tierversuche in der Medikamentenprüfung jährlich Mil-

liardenbeträge ausgeben. Und da sind wir wieder bei der Alibifunktion:
Tierversuche sind besser als jede Versicherung (die selbstverständlich ebenfalls abgeschlossen wird und für die Hunderttausende von Mark an Beiträgen bezahlt werden). Der Gesetzgeber fordert für die Medikamentenprüfung Tierversuche, und sollte wieder einmal eine Contergan-Katastrophe hereinbrechen, dann kann der Hersteller auf das Gesetz verweisen, dem er mit Tierversuchen Genüge getan hat. Damit entfallen auch die Regreßansprüche, denn ein Gesetz kann nicht angeklagt werden ...
So wird der Öffentlichkeit eine Sicherheit vorgetäuscht, die gar nicht vorhanden ist, warnt der bereits zitierte klinische Pharmakologe Gerhard Kienle in den »bga-Berichten«: »Als sinnlos sind Versuche zu betrachten, die nur deshalb durchgeführt werden, weil sie in dogmatischen Richtlinien vorgesehen sind oder weil ihnen für den Fall ernsthafter Nebenwirkungen beim Menschen eine Alibifunktion zugedacht ist.«
Prüfrichtlinien aber, so Kienle weiter, die Tierquälerei zur Pflicht machen, schalten zwar die persönliche Verantwortung aus, greifen gleichzeitig aber auch in die Freiheit der Forschung ein. Sind also – diese Frage drängt sich auf – all die Spezialisten, die sich soviel auf ihre wissenschaftliche Freiheit zugute halten, nichts weiter als Handlanger von Bütteln?
Die Tierversuchsmedizin in ihrer heutigen Form ist in mehrfacher Hinsicht gescheitert. Die Analyse ihrer Situation ist bedrückend. Wie hat es zu diesem Desaster kommen können?

»Auf der Folter verstummt die Natur«, hat Goethe gewarnt, und zwar zu einer Zeit, als es noch möglich gewesen wäre, die Richtung des eingeschlagenen Weges zu korrigieren. Doch die Naturwissenschaftler haben sich achtlos über diese Warnung hinweggesetzt. Sie haben auf ihre Experimente vertraut. Sie haben sich im blinden Glauben von Tierversuchen in die Irre führen lassen. Und wie mit Blindheit geschlagen, setzen sie diesen Weg in immer stärker forciertem Tempo fort.

Ein Ausweg ist nicht in Sicht. Doch selbst wenn man davon ausgeht, daß Tierversuche in eingeschränktem Umfang und unter anderen Vorzeichen unerläßlich seien, selbst wenn man also grundsätzlich ja dazu sagt, muß man mit derselben Entschiedenheit im selben Atemzug feststellen: So wie heute nicht!

II. Teil

Die Saat der Gewalt

1. Barbarei im Namen der Menschlichkeit

Macht und Ohnmacht der Chirurgie

»Gott der Herr hat meinen geliebten Mann nach vielen Leiden aus seinem irdischen Leben abberufen. Er ist erlöst von Unmenschlichkeit und Qual der modernen Medizin.«

Diese Todesanzeige in einer fränkischen Tageszeitung fand ein ungewöhnliches Echo. Offenbar hatte die Witwe mit ihrer Anklage gegen Barbarei im Namen der Menschlichkeit vielen Leuten aus der Seele gesprochen. Worauf ist diese Wandlung der Einstellung gegenüber einer in der Öffentlichkeit so hochgeschätzten Institution zurückzuführen?

Die Ursache ist in dem Bestreben der modernen Medizin begründet, Krankheiten möglichst radikal zu bekämpfen. Übrigens mit Erfolg, wie sich bei der Behandlung vieler akuter Krankheiten beobachten läßt. Bei den immer mehr um sich greifenden chronischen Krankheiten hat diese Strategie jedoch versagt. Stahl und Strahl und chemische Mittel sind die Waffen, die sich in der Notmedizin bewährt haben, deren Anwendung bei Herz-Kreislauf-Krankheiten, bei Rheuma und den Erkrankungen der Atemwege, die eine ganz andere Entwicklung durchlaufen, jedoch nur ausnahmsweise am Platz ist. Am deutlichsten zu sehen ist das in der Krebsbekämpfung, dem gewalt-

samsten aller Behandlungskonzepte, wo diese Methoden konzentrisch eingesetzt werden.
Weshalb dieser »Overkill« in der Medizin? Wir dürfen nie vergessen, daß die Denkweise der Kliniker an eben dieser Notmedizin geschult ist: Die Heilkunde von heute ist in ihrem Wesen immer noch die »Medizin der letzten Instanz«, wie der Heidelberger Physiologe Professor Hans Schaefer so treffend formuliert hat.
Wir alle können uns glücklich schätzen, daß wir diese Medizin haben. Ich erlebte am eigenen Leib und am Beispiel mehrerer Fälle in meiner Familie ihre segensreiche Wirkung. Vor allem ist es die Chirurgie, die hier Maßstäbe gesetzt hat. Die atemberaubende Entwicklung, die diese Sparte in den vergangenen hundert Jahren vorangebracht hat, wurde von Leistungen geprägt, durch die millionenfach Leben gerettet und echte Lebensqualität erzielt werden kann. Die Chirurgie hat die Medizin von Grund auf verwandelt.
Doch damit sind wir auch schon beim Kern des Problems. Weil die Chirurgie soviel vermag, wird von ihr auch das Unmögliche erwartet: Überall dort, wo die übrigen Fachbereiche der Medizin mit ihrem Latein am Ende sind, sollen die Chirurgen in die Bresche springen. Und so hat die »Medizin der letzten Instanz« mit ihren Gewaltmaßnahmen auch dort Einzug gehalten, wo Gewalt nur wenig vermag.
Natürlich hat das alles historische Wurzeln. Der große Rudolf Virchow ist es gewesen, der bemüht war, jede Krankheit auf zellularpathologische Veränderungen zurückzuführen. Daraus entstand das Dog-

ma, daß jede Krankheit ihren festen Sitz habe, an einen Ort im Körper gebunden sei. Nachdem sie auf diese Weise »dingfest« gemacht worden war, glaubte man, sie endlich auch »mit Stumpf und Stiel« ausrotten zu können.

»Die Erfolge wuchsen. Die moderne Chirurgie ist ohne die Virchowsche pathologische Anatomie nicht denkbar«, schreibt der Arzt und Schriftsteller Peter Bamm. »Die Klinik, auf dem Triumphwagen der anatomischen Pathologie daherbrausend, vergaß, daß die Hypothese eine Hypothese war. Sie erhob Virchows Hypothese zu einer Art Glaubenssatz.« Peter Bamm warnt vor den Folgen: »Die Medizin wird, wenn sie in ihrer inhumanen Haltung verharren wird, zu einer Technik absinken, deren man sich als einer nützlichen Sache bedienen wird. Der modernste Zweig der Chirurgie hat diesen unsentimentalen und nützlichen Zustand schon erreicht.«

Die inhumane Medizin – das ist die Konsequenz jener naturwissenschaftlichen Verirrung, die Leben zum Laboratoriumsobjekt gemacht hat. Der Maßstab ist das Experiment, und letztlich ergeht es den Patienten nicht anders als den Versuchstieren. Folgerichtig werden kranke Menschen behandelt, als seien sie eine »Sache«, sie sind zum Objekt von Diagnose und Therapie geworden. Der Patient ist als Lieferant von Meßdaten allwissenden Gesundheitsingenieuren ausgeliefert. Bestimmend für sein Wohlergehen ist nicht mehr sein Befinden. Nur von den Befunden machen die Männer der Wissenschaft ihre Maßnahmen abhängig: Was nicht durch Apparate erfaßt werden kann, ist für sie nicht existent.

Der imposante technische Aufwand und die Aura der Wissenschaftlichkeit haben die Öffentlichkeit nur ganz allmählich dahinterkommen lassen, wie gewalttätig und blutrünstig die moderne Medizin ist; es hat Jahrzehnte gedauert, bis offensichtlich geworden ist, daß die tief einschneidende Wirkung ihrer Behandlungsmethoden in keinem Verhältnis mehr zum Nutzen steht. Doch das Problem hat sich so sehr ausgewachsen, daß es nicht mehr ausgeklammert werden kann. Nicht ohne Grund stand der 99. Deutsche Chirurgenkongreß 1982 in München unter dem Motto »Chirurgie im Spannungsfeld zwischen technischer Perfektion und Humanität«. Der Präsident des Kongresses, Professor Siegfried Weller aus Tübingen, hob hervor, daß gerade die Chirurgie in besonderem Maße technischem Fortschritt und Verbesserungen unterworfen sei. Dadurch werde die Gefahr erhöht, daß menschliche Gesichtspunkte von technischer Faszination überstrahlt werden.

Konflikt zwischen Technik und Menschlichkeit

Sein Frankfurter Kollege Professor Edgar Ungeheuer warnte die Chirurgen davor, das Machbare nur deshalb zu versuchen, weil es technisch möglich sei: Häufig sei es menschlicher, wenn auf ein radikales Verfahren zugunsten des kleinstmöglichen Eingriffs verzichtet werde. In den Intensivstationen zeige sich dieser Konflikt zwischen Technik und Menschlichkeit besonders deutlich.

Nirgendwo wird der Mensch so sehr zur Materie, zum reinen Stoffwechselpaket degradiert wie in diesen Apparatekabinetten. Zwar sind die dort angewandten Maßnahmen im Notfall häufig lebensrettend und deshalb aus der Medizin auch nicht mehr wegzudenken. Aber es ist untragbar, wenn klinisch tote Menschen künstlich »am Leben« erhalten werden oder wenn bei Sterbenden die menschliche Zuwendung durch maschinelle Funktionen ersetzt werden soll. Auch Professor Ungeheuer warnt davor, Menschen an der Schwelle des Todes einfach einer »leerlaufenden Technik« auszuliefern. Gerade die junge Ärztegeneration sei zu sehr auf die Technik fixiert: »Es darf nicht sein, daß der kranke Mensch nur als eine Art vor- oder nachgehende Uhr angesehen wird, bei der durch ein paar mechanische Handgriffe alles wieder in Ordnung gebracht werden kann.«
Doch auch Spitzenleistungen der Technik und selbst die radikalsten Behandlungsmethoden haben nicht verhindern können, daß heute so viele Menschen krank sind wie nie zuvor und daß die durchschnittliche Lebenserwartung wieder rückläufig ist. Dieser Rückschlag fiel ausgerechnet in eine Zeit, in der medizinische Forschung soviel Geld verschlungen hat wie gleichfalls nie zuvor und in der soviel von medizinischem Fortschritt die Rede war wie in keiner anderen Epoche. Aber den Sieg haben die chronischen Krankheiten davongetragen. Weder ist eine Verbesserung des allgemeinen Gesundheitszustandes festzustellen, noch leben die Menschen länger: Die Kostenexplosion findet keine Entsprechung in einem Zuwachs an Nutzen.

Es war eine sensationelle Entwicklung, als Mitte des vorigen Jahrhunderts die Lebenserwartung merkbar zu steigen begann, immer höher und höher, bis sie schließlich einen Stand von 72 Jahren erreichte.
Diesen Erfolg suchten die naturwissenschaftlich-experimentelle Medizin und die Medikamentenhersteller allein auf ihr Konto zu verbuchen. Ende der sechziger Jahre haben aber die englischen Wissenschaftler T. McKeown und C. R. Lowe in einer aufsehenerregenden Studie vorgerechnet, daß sich medizinische Forschung und Industrie zu ein paar eigenen auch viele fremde Federn an den Hut gesteckt hatten.
Die medizinische Therapie, so die Studie, hatte in der stürmischsten Aufwärtsentwicklung von der Mitte bis zum Ende des vorigen Jahrhunderts auf die Verbesserung der menschlichen Lebenserwartung so gut wie keinen Einfluß gehabt. Allein Umweltfaktoren wie die Verbesserung des Lebensstandards, bessere Ernährung und Trinkwasserversorgung, Hygiene und sanitäre Einrichtungen waren dafür verantwortlich, daß die tödlichen Seuchen schlagartig zurückgingen und auch die bis dahin so hohe Tuberkulosesterblichkeit gestoppt wurde. Erst in den letzten 50 Jahren konnte durch Sulfonamide und Antibiotika bei der Behandlung von Infektionskrankheiten die Lebenserwartung positiv beeinflußt werden, aber auch hier war der Einfluß der Therapie geringer als die Auswirkungen der hygienischen Maßnahmen und des steigenden Lebensstandards. Inzwischen gibt es weitere zwölf Studien, die alle zu ähnlichen Ergebnissen kamen.

Was aber sind die Ursachen dafür, daß die Lebenserwartung wieder sinkt? Die Seuchen sind zwar gebannt (bis auf die Malaria, die sich auf der ganzen Welt wieder verstärkt ausbreitet), an ihrer Stelle wüten jedoch neue Epidemien, hervorgerufen durch die chronisch degenerativen Krankheiten. Sie werden als »Zivilisationskrankheiten« bezeichnet, man könnte aber durchaus auch von »Seuchen des Atomzeitalters« sprechen.

Immer mehr sind immer länger krank

Obwohl immer mehr Herz- und Kreislaufmittel auf den Markt kommen und deren Umsatz allein in den Jahren 1969 bis 1976 um etwa 300 Prozent gestiegen ist, nehmen die Todesfälle bei den Herz- und Kreislauferkrankungen ständig zu, die mittlerweile die Ursache für die Hälfte aller Sterbefälle sind. Und mindestens jeder fünfte Todesfall ist auf eine Krebserkrankung zurückzuführen. Nach einer Untersuchung waren es in den Jahren 1977 bis 1980 in Hamburg 22,1 Prozent, in Düsseldorf 21,6 Prozent, in Stuttgart 22,5 Prozent und in München 23,1 Prozent. Den höchsten Anteil an Krebstoten hat Zürich in der Schweiz mit 24,4 Prozent.
Parallel dazu läuft eine andere Entwicklung: der stetige Anstieg des Gesamtkrankenstandes. Trotz immenser finanzieller Aufwendungen werden immer mehr Menschen immer länger krank. Nehmen wir nur einmal das Beispiel der Rheumakranken. Vor gut

einem Jahrzehnt wurden auf Kongressen noch Zahlen genannt, die zwischen 7 und 8 Millionen schwankten. Jetzt wird auf diesen Kongressen von 10 bis 12 Millionen Rheumakranken in der Bundesrepublik gesprochen. Chronische Erkrankungen der Lunge und der Atemwege breiten sich gleichfalls epidemisch aus. Ähnlich ist es mit den chronischen Schmerzzuständen, unter denen eine ständig steigende Zahl von Menschen zu leiden hat. Und derselbe Trend ist bei den Nervenleiden, den Psychosen, den Neurosen usw. festzustellen.

Zwei Gründe sind dafür anzuführen: Erstens können mit den meisten Medikamenten nur Symptome, nicht aber deren Ursachen bekämpft werden.

»Unser bisheriger Medikamentenschatz kann in vielen Fällen helfen, kann aber nur in ganz wenigen Fällen heilen«, hat der Direktor der Arzneimittelfirma Hoechst, Professor Hansgeorg Gareis, formuliert.

Zum anderen sind die Ursachen der meisten chronischen Krankheiten nicht bekannt. Bei der Suche nach Risikofaktoren tappt man weiterhin im dunkeln, und die Szene wird bisher durch Korrelationsstatistiken nur äußerst dürftig erhellt. So sind die meisten Therapien – gemäß einer Formulierung des deutschen Bundesgerichtshofes – immer noch nicht über das Stadium von Experimenten am Kranken hinausgekommen.

Was also hat die Medizin der Gewalt erreicht? Auf dem Gebiet der Zivilisationskrankheiten wenig genug, und eine Wende zum Besseren ist nicht erkennbar. »Um so deutlicher wird der Öffentlichkeit bewußt, daß mit den wachsenden Aufwendungen im

Gesundheitswesen eine entsprechende Verbesserung der Gesundheit nicht einhergegangen ist«, konstatierte der Bundesminister für Forschung und Technologie Hans Matthöfer. »Die Menschen sind heute nicht gesünder als vor zehn, zwanzig oder mehr Jahren.«

Aber auch die Dokumentation des Mißerfolges hat keine Abkehr von den Radikalmethoden bewirkt. Von der Macht der Chirurgie über Leben und Tod ist seit jeher des langen und breiten die Rede gewesen. Wir wollen uns an dieser Stelle einmal mit ihrer Ohnmacht beschäftigen.

2. *Das kleine Opfer*

Modellfall Brustkrebs

Als sie nach der Brustoperation aus dem Krankenhaus entlassen wurde, wäre die junge Frau am liebsten in den Main gesprungen. Aber daheim wartete ihr sterbenskranker Mann auf sie, dem der Magen und zwei Drittel seines Darms entfernt worden waren. Sie mußte am Leben bleiben – seinetwegen.

Eines Tages hatte sie diesen Knoten in ihrer linken Brust bemerkt und die Entdeckung wieder verdrängt. Als sie einen Arzt aufsuchte, war die Geschwulst bereits fast so groß wie eine Mandarine. Zweifellos eine Krebsgeschwulst, aber der Arzt riet von einer sofortigen Operation ab, da sich die Patientin in einem schlechten Allgemeinzustand befand. Er behandelte sie zuerst einmal mit intramuskulären Ozon-Sauerstoff-Injektionen, mit Enzymtherapie, hochdosierten Gaben von Vitamin C sowie ausreichender Zufuhr von anderen Vitaminen (insbesondere A und E), von Mineralstoffen sowie Injektionen von Thymusextrakt und Mistelpräparaten. Nach drei Wochen hatte sich der Tumor etwas verkleinert. Ziel der weiteren Behandlung war es, den Organismus dazu zu veranlassen, die Geschwulst unter Kontrolle zu bekommen und abzukapseln. Dann konnte sie ein Chirurg regelrecht herausschälen, und die Brust war gerettet.

Aber der Arzt mußte für ein paar Tage verreisen. Sein Vertreter überredete die Frau, die Geschwulst in einer Klinik untersuchen zu lassen. Verängstigt folgte sie seinem Rat. Seither ist die 36jährige verstümmelt.

Eigentlich hatte sich die Patientin für einen ganz harmlosen Test in der Klinik angemeldet: Die erkrankte Brust sollte mit Hilfe der Thermographie untersucht werden, einer gezielten Temperaturmessung über der Geschwulst, bei der die gemessenen Hauttemperaturen als fotografisches Bild reproduziert werden. Aber das Meßgerät war an diesem Tag kaputt. Und damit begann das Drama.

Anstatt mit der Patientin einen neuen Untersuchungstermin zu vereinbaren oder sie an eine andere Klinik zu schicken, griff der Arzt zu einer mittlerweile sehr umstrittenen Methode: »Ohne mich über sein Vorhaben zu informieren, stieß er mir eine lange Nadel in die Brust«, so erinnert sich die Patientin. »Bevor ich ihn vor Schreck fragen konnte, was er da überhaupt macht, hatte er die Nadel schon wieder herausgezogen.«

Der Arzt hatte bei der völlig überraschten Patientin eine in den Augen vieler Ärzte gefährliche Untersuchungsmethode angewandt, die sogenannte Feinnadelpunktion. Dabei wird durch einen Einstich mit einer Hohlnadel Gewebe aus der verdächtigen Geschwulst entnommen und das Gewebe dann auf Entartungen untersucht. Oder, falls sich eine Zyste gebildet hat, die Flüssigkeit mit der Nadel abpunktiert.

Dabei kann eine Menge falsch gemacht werden.

80 Prozent aller Krebskranken sterben nicht an ihrem

ursprünglichen Tumor, sondern an seinen Tochtergeschwülsten. Manipulationen an der Krebsgeschwulst können die Bildung solcher Tochtergeschwülste begünstigen. Auch die Nadelbiopsie ist in diesen bösen Verdacht geraten.

Krebszellen haben die Eigenschaft, nicht gut aneinander zu haften. Verständlich also, daß sie schon bei der geringsten Störung ausschwärmen können. Am 28. März 1980 veröffentlichte das medizinische Fachblatt »Medical Tribune« einen Leserbrief von dem leitenden Arzt der Frauenklinik des Pius-Hospitals in Oldenburg, Dr. G. Harbort, der vor solchen Nadelstichen warnt:

»Eine zunehmende und nicht zu unterschätzende Gefahr sind die vorwiegend ambulant ausgeführten Punktionszystologien und Feinnadelbiopsien beim Brustkrebs.« Denn gerade beim Brustkrebs ist besondere Vorsicht geboten. Dr. Harborts Begründung: Weil das Wundsekret mit dem freigewordenen Zellmaterial nicht nach außen oder in einen Hohlraum abfließen kann, sondern sofort in die Lymph- und Blutbahn abwandert. Reichen nicht allein diese Verdachtsmomente aus, um von dieser Untersuchungsmethode lieber die Finger zu lassen?

Obendrein ist auf das Untersuchungsergebnis der Nadelbiopsie kein Verlaß. Denn wie will der Arzt überhaupt wissen, daß er mit seiner Nadel an der richtigen Stelle gelandet ist? Nicht selten wird dabei ein Tumor übersehen. Entdeckt der Arzt mit seiner Nadel harmloses Zystengewebe und punktiert er den flüssigen Inhalt der Zyste ab, kann er den Tumor verfehlen. Der sitzt nämlich nicht selten genau neben

oder sogar in der Wand der Zyste, wie David M. Spain, Professor für Pathologie in New York, in seinem Buch »Iatrogene Krankheiten« schreibt. (Iatrogene Krankheiten sind durch Arzneimittel oder ärztliche Maßnahmen ausgelöste Krankheiten.)
Häufig ist auch der Tumor von einem üppigen Fettgewebe umgeben. Dieser Fettgewebsbezirk kann mehr als doppelt so groß sein wie der Tumor selbst. Auf diese Tatsache weist Wilhelm Widow in seinem »Atlas zur klinischen Diagnostik des Brustdrüsenkrebses« hin. Die Nadel kann also auch hier im falschen Bezirk landen. Deshalb warnt auch der Brust-Atlas-Verfasser: »Diagnostische Punktionen verdächtiger Bezirke sind meist unzureichend, da auch bei negativem Befund eine Exstirpation zur weiteren Sicherung angeschlossen werden muß.« Ein Probeschnitt mit dem Chirurgenmesser, bei dem verdächtiges Gewebe für eine Laboruntersuchung entnommen wird, ist also trotzdem fällig. Wozu dann noch die Nadel?

Krebsangst bleibt

Was bei dem Nadelstich herauskam, erfuhr die überrumpelte Patientin nie. Trotzdem riet ihr der Arzt, gleich zur Operation in der Klinik zu bleiben. Die völlig verängstigte Frau stimmte zu. Am nächsten Tag ließ sie sich die linke Brust abschneiden. Bei dem Eingriff entfernte der Chirurg auch gleich noch 16 Lymphknoten. Zur Nachbehandlung empfahlen

die Operateure 20 Bestrahlungen. Die Frau fühlte sich danach so schlecht, daß sie seither regelmäßig in Behandlung ist.
Damit nicht unnötig harmloses Gewebe weggeschnitten und die Brust unnötig entstellt wird, sollte jede Frau vor einer Brustoperation mit dem Chirurgen vereinbaren, daß die Diagnose vor dem endgültigen Eingriff durch eine Feingewebsuntersuchung bestätigt wird. Das ist seit etwa 20 Jahren durch die Schnellschnittbiopsie möglich. Freilich bringt auch dieses Verfahren nicht immer Gewißheit, dafür aber bisweilen neue Probleme.
1980 beklagte der Dortmunder Pathologe Prof. Herbert Otto auf dem Fortbildungskongreß der Bundesärztekammer in Köln, daß er »relativ häufig« nach der Schnellschnittdiagnose eines Brustkrebses eine abgeschnittene Brust ohne jede Anzeichen von Krebs zur Untersuchung vorgelegt bekomme und dazu noch ein »Paket unauffälliger axillarer Lymphknoten«. Ob die verstümmelten Frauen nach der Operation über die Sinnlosigkeit des Eingriffs aufgeklärt werden oder ob man sie in ihrer Krebsangst beläßt, darüber mochte kein Kongreßteilnehmer etwas sagen. Viele Ärzte halten allerdings derlei »Probeschnitte« für kein großes Drama. Im Widowschen Brustkrebs-Wegweiser wird solch ein Kunstfehler sogar als »kleines Opfer der Patientin« verharmlost und damit gerechtfertigt, daß beim Probeschnitt schließlich Gewebe mit entfernt wurde, das »möglicherweise später zu einer Entartung Anlaß geben könnte«.
Der Probeschnitt als Krebsprophylaxe? Es bringt lei-

der gar nichts, wenn Organe, die an Krebs erkranken könnten, vorsorglich entfernt werden, wie Eingriffe am Unterleib bewiesen haben: Aus Angst vor Krebs lassen sich viele Frauen die Portio, den in die Scheide ragenden Teil der Gebärmutter, entfernen. Eigentlich müßte nun der Krebs bei Frauen um den entsprechenden Teil zurückgehen. Davon kann aber nicht die Rede sein. Denn statt dessen häufen sich die Fälle von Brustkrebs.

Der Brustdrüsenkrebs ist in der Bundesrepublik Deutschland an die erste Stelle der Krebserkrankungen bei Frauen gerückt. Mehr als 10000 Frauen sterben jährlich daran. Mindestens 25000 erkranken in jedem Jahr neu daran. In den USA ist er häufigste Todesursache bei Frauen, die in der Blüte ihres Lebens stehen, also bei den 40- bis 44jährigen.

Um so interessanter, welche Abhilfe der Hannoveraner Anatom Professor Herbert Lippert vorschlägt: »Die Brustdrüse (der Frau) ist ... überflüssig geworden, und wir könnten sie zur Vorbeugung gegen Brustkrebs schon vorsorglich beim Mädchen entfernen. In der Bundesrepublik Deutschland könnte man auf diese Weise etwa 10000 Brustkrebstodesfälle pro Jahr verhindern (müßte allerdings die Sterblichkeit der ›Vorsorgeoperationen‹ dagegen aufrechnen).«

Solche ärztlichen Ratschläge haben dazu geführt, daß sich immer mehr amerikanische Frauen die Brustdrüsen entfernen lassen. Die Chirurgen setzen statt dessen Silikonkissen unter die Brusthaut ein. Glücklicherweise gibt es auch Stimmen, die vor solchen unnützen Verstümmelungen warnen.

Wie Sie sehen, kann man in Fragen der Brustkrebsprophylaxe, -diagnostik und -therapie gar nicht genug auf der Hut sein.

Warnung vor einem Kunstfehler

Leider hat die Biopsie mit dem Skalpell auch andere Tücken. Wie überhaupt jede Manipulation am Tumor, sogar die Operation selbst. Um die Gefahren solcher Eingriffe ist ein heftiger Streit entbrannt. Der Berliner Arzt Dr. Günter Freise hat die mögliche Verschleppung von Tumorzellen nachgewiesen. Eine Erkenntnis, die von anderen Fachkollegen bestätigt werden konnte. Auch der Pathologe Professor Spain weist auf diese Gefahr hin und berichtet von einer Untersuchung, bei der 120 Krebskranken während der Operation die Wunde gespült und in der Spülflüssigkeit nach Krebszellen gefahndet wurde. Unabhängig vom Alter der Patienten, der Art des Tumors und vom Vorhandensein von Tochtergeschwülsten traten bei 40 Prozent der Patienten erneut Tumoren auf, bei denen Krebszellen in der Spülflüssigkeit gefunden worden waren. Bei der Patientengruppe ohne Tumorzellen in der Spülflüssigkeit hingegen nur bei 26 Prozent.
Auch Professor Ernst Krokowski, Chefarzt an der Strahlenklinik im Stadtkrankenhaus in Kassel, mahnt seine Kollegen immer wieder zur Vorsicht, weil auch er herausgefunden hat, daß jede Manipulation an der Geschwulst, also auch das kräftige Abtasten der Brust nach verdächtigen Knoten, das Herausschnei-

den von verdächtigem Gewebe, die Punktion und die Operation die Zahl der ins Blut abgegebenen Tumorzellen sprunghaft ansteigen läßt. Und er empfiehlt, vor dem Eingriff wenigstens Maßnahmen zu ergreifen, die das Ausschwemmen solcher Tumorzellen verhindern und so den Organismus vor Tochterzellen schützen sollen.

Der Wissenschaftliche Beirat der Bundesärztekammer hat Bedenken dieser Art allerdings vom Tisch gefegt: »Bislang ergeben sich keinerlei Beweise für die Förderung von Metastasenbildung durch Biopsien.« Professor Krokowski aber läßt nicht locker: Er ist überzeugt, »daß in wenigen Jahren jeder ungeschützte Stich oder Schnitt in ein krebsverdächtiges Gewebe als Kunstfehler angesehen wird«.

3. Mit Stumpf und Stiel

Krebs als Lehrmeister der Chirurgie

»Kaum ein Gebiet der modernen Chirurgie ist gegenwärtig mehr umstritten als die chirurgische Behandlung des Mammakarzinoms«, äußert sich der Direktor einer Universitätsfrauenklinik in dem Fachblatt »Medizinische Welt«. Weshalb es dazu gekommen ist, läßt sich am besten mit den Worten von Professor K. H. Bauer sagen, der jahrzehntelang als namhaftester deutscher »Krebs-Papst« den Lauf der Dinge mit beeinflußt hat.

Nach dessen damaliger Auffassung ist der Krebs eine rein lokale Erkrankung, das heißt, Krebs und Krebsgeschwulst ist dasselbe – keine Rede von einer allgemeinen, den ganzen Organismus in Mitleidenschaft ziehenden Krebskrankheit. Also lehrte Professor Bauer, man könne diesen »von einer Stunde zur anderen von seiner Krankheit befreien und ebenso gesund machen, wie er vorher gewesen« sei. Das hieß, man brauchte nur die Operationstechniken so weit zu verbessern, daß man das zerstörerische Gewächs mit Stumpf und Stiel aus dem Körper entfernte, und schon war die Krebsheilung vollbracht ...

Besonnene Ärzte haben zwar vor solch einer Gewaltmedizin gewarnt, aber sie haben sich damit nur selbst das Leben schwergemacht. So Dr. Josef Issels, der

die ganze Problematik umrissen hat: »Die Heimtükke der Krebserkrankung liegt darin, daß ihr Beginn fast schmerz- und symptomlos verläuft. Zwei Drittel aller Tumoren haben zum Zeitpunkt der diagnostischen Erfassung bereits Tochtergeschwülste gebildet oder sind so weitgehend mit der Umgebung verwachsen, daß eine operative Behandlung keine Erfolgschancen mehr zu bieten vermag.«
Zudem lassen sich auch durch noch so sorgfältig vorgenommene Eingriffe Wiederholungskrebs und die Absiedelung von Krebszellnestern nicht verhindern. Das verführte die Chirurgen zu dem Fehlschluß, daß sie noch nicht gewaltsam genug vorgegangen seien. Also wurde noch radikaler operiert, ohne daß man jedoch die Quote der Heilerfolge verbessern konnte. »Die Mammutoperationen vergangener Jahrzehnte, die zu den schwersten Verstümmelungen der Patienten führten, ohne ihnen Heilung gebracht zu haben, muten uns heute makaber an, wie Notlösungen, aus Panik geboren«, schreibt Dr. Issels.
Dennoch ist heute immer noch – wie eingangs angeführt – die Brustkrebsoperation so umstritten wie kaum ein anderer chirurgischer Eingriff. Im Laufe der Jahrzehnte hatte sich eine Operationsstrategie entwickelt, deren einziges Ziel es war, den Tumor zu entfernen und alle Bahnen zu unterbrechen, über die ein Abwandern von Krebszellen in eine andere Körperregion möglich sein könnte. Darin hat sich bis heute nicht viel geändert.
Es gibt im wesentlichen fünf Operationstechniken, wobei zwei als schonend gelten: So wird entweder nur der krebsige Milchdrüsengang herausgeschnit-

ten, ohne daß Brustwarze und Haut entfernt werden. Oder der Brustdrüsenkörper samt Ausläufern und umliegendem Fettgewebe wird abgesetzt (einfache Mastektomie).

Aber damit nicht genug. Nicht ohne Grund hat K. H. Bauer den Krebs als den »großen Lehrmeister der Chirurgie« bezcichnet und die Strategie im nachhinein gerechtfertigt: »Die Versuchung lag und liegt nahe, auch die großen Krebsoperationen noch forciert zu erweitern und ultraradikale Eingriffe auszuführen mit dem Bestreben, dem Krebs noch weitere Opfer abzujagen. Der Begriff der forciert erweiterten Radikaloperation bezieht sich vor allem auf jene Eingriffe, die darauf abzielen, auch fortgeschrittensten Krebs unter Mitnahme einbezogener Organsysteme, wenn auch palliativ, so doch möglichst systematisch auszurotten.«

Solch eine systematische Ausrottung von Krebszellen mittels unbeschränkt erweiterter Radikaleingriffe erschien ihm auch dann sinnvoll, wenn dadurch nur eine vorübergehende Besserung (palliativ) statt einer Heilung erzielt wurde. Insbesondere begeisterte er sich für die Radikaloperation des Brustkrebses, die für ihn zum Modell des ultraradikalen Eingriffs geworden war.

Um die Jahrhundertwende war der erste Schritt in diese Richtung getan: Man begann die Muskeln hinter den Brustdrüsen mit zu entfernen, weil auch dort Krebsnester gefunden wurden. Es entwickelte sich die Mammaradikaloperation, bei der die Brustmuskulatur bis auf die Rippen abgetragen und auch die Achselhöhle »ausgeräumt« wird: Die dort gelegenen

Lymphknoten und Lymphkanäle werden entfernt, weil sich auch hier möglicherweise Krebszellen angesiedelt haben könnten.
Damit war die weitere Entwicklung in die Brutalität nicht mehr aufzuhalten. Der medizinische »Fortschritt« griff ungehemmt nach den krebskranken Frauen. Schließlich blieb von der operierten Hälfte des Oberkörpers nicht mehr viel übrig. Zusätzlich wurden mehrere Rippenstücke in doppelter Fingerbreite ausgestanzt, die oberen und unteren Schlüsselbeingruben »ausgeräumt«, manchmal sogar das Schlüsselbein mit entfernt und alle nur erreichbaren Lymphdrüsen herausgeschnitten.

Orgien der Verstümmlung

Um das entstandene riesige Loch in der Brustwand wieder zu schließen, mußten die Chirurgen weitere Eingriffe vornehmen. Mit der Zeit fanden sie heraus, daß sich die Sehnenplatte, die den geraden Bauchmuskel überzieht, am besten dafür eignet, was bedeutet, daß die Patientin zusätzlich noch eine ausgeleierte Bauchwand mit in Kauf nehmen mußte.
Trotz solcher Operationsexzesse wurden aber die Heilungsstatistiken nicht besser. Also wurde zusätzlich, der Lehrbuchtheorie zuliebe, auch die gesunde Brust und bisweilen sogar der Schultergürtel samt dem Arm entfernt – »vorbeugend«, wie man diese Orgien der Verstümmelung rechtfertigte.
So sieht es aus, wenn der Krebs zum Lehrmeister der

Chirurgen wird. Selbst krasse Mißerfolge sind in der Medizin kein Grund dafür, eine Lehrmeinung außer Kraft zu setzen: Jahrzehntelang wurde schwerkranken Frauen auf diese Weise Gewalt angetan, und auch heute begnügt man sich vielerorts mit der Feststellung, daß solche radikalen Eingriffe »umstritten« seien ...

Als einer der ersten hatte der Wiener Chirurg Professor von Hochenegg vor radikalen Brustoperationen gewarnt und darauf hingewiesen, »daß man mit dem Messer nur den Tumor herausschneiden kann, die Krebskrankheit aber nicht!« Sein Schüler Professor Demmer begann neue Techniken zu entwickeln, um den Eingriff zu verkleinern. Er schälte schließlich nur das Krebsgewebe aus der Brustdrüse und entfernte Tochtergeschwülste aus der Achselhöhle, ohne dort das lymphatische Gefäß- und Drüsennetz zu entfernen. Professor Georg Salzer führte diese eingeschränkten Brustoperationen nach dem Zweiten Weltkrieg in Wien im großen Stil durch und gilt als der eigentliche Vorkämpfer für diese Methode im deutschsprachigen Gebiet. Trotz solcher »Kunstfehler«, wie die eingeschränkten Operationen von anderen Chirurgen bezeichnet wurden, waren die Erfolge in der Statistik eindeutig abzulesen.

Das ist sicherlich darauf zurückzuführen, daß der Organismus durch den schonenden Eingriff weniger belastet wird, daß die Abwehrfunktionen im betroffenen Gebiet größtenteils intakt bleiben, daß keine größere Aussaat von Krebszellen zu befürchten ist und daß die Patientinnen bei weitem nicht so depressiv sind wie nach der verstümmelnden Operation. Der amerikanische Chirurg Professor Crile ist sogar der Auffassung, daß durch den eingeschränkten Eingriff die Heilungsquote bei Brustkrebs erhöht werden könnte: Viele Frauen fürchten die Verunstaltung mehr als die Krankheit selbst, weshalb sie sich viel früher zu der Operation entschließen würden, wenn sie Gewißheit hätten, daß ihre Brust erhalten bleibt.

Damit erhebt sich die Frage, was das radikale Vorgehen eigentlich für Vorteile hat. Schon 1965 hat der amerikanische Chirurg Professor R.S. Handley an 200 Patientinnen, denen der Brustmuskel belassen worden war, dieselbe Erfolgsquote registriert wie bei radikal operierten Brustkrebspatientinnen.

Überhaupt ist es fraglich, ob Rettung in fortgeschrittenen Stadien durch radikale Eingriffe möglich ist. So hatten 86 Prozent der Patientinnen, bei denen der Befall von mehr als vier Lymphdrüsen in der Achselhöhle mit Krebszellen festgestellt wurde, bereits Tochtergeschwülste in anderen Körperregionen und starben innerhalb von zehn Jahren.

Professor A.C. Meyer analysierte in den USA die Krankenunterlagen von 1686 Patientinnen, von denen die meisten rund zehn Jahre lang nachuntersucht worden waren. Er konnte feststellen, daß die radikal operierten Patientinnen keineswegs länger gelebt hatten als solche, an denen die einfache Mastektomie vorgenommen worden war.

Und der amerikanische Chirurg Professor R.F. Hermann kam zu der Erkenntnis, daß bei Brustkrebs, der nicht größer als zwei Zentimeter im Durchmesser ist, eine schonende Operation die langjährigen Überle-

bensraten deutlich erhöht. Warum werden dann weiterhin radikale Eingriffe vorgenommen?
Nach welcher Methode operiert wird, entscheidet der Chirurg. Dabei kommt es darauf an, was er gelernt hat. Viele treffen ihre Wahl nach den Erfolgsstatistiken. Auf die ist aber kein Verlaß, weil sich herausgestellt hat, daß »nicht vergleichbare Patientengruppen miteinander verglichen werden, die vielfach auch noch aus verschiedenen Zeitperioden stammen«, wie der Chirurg Professor Klaus Thomsen von der Universitäts-Frauenklinik in Hamburg kritisiert. Obendrein, sagt er, würde bei der Auswahl der Operationsmethode »von inzwischen überholten Vorstellungen über die Tumorbiologie ausgegangen«. Der Frauenarzt fordert zum Umdenken auf, weil die bisherigen Behandlungsverfahren nur wenigen Patienten Heilung bringen konnten. Professor Eberhard Scherer von der Strahlenklinik des Universitätsklinikums Essen hat seine Kollegen schon fünf Jahre vorher darauf hingewiesen, daß die Zahlen über Heilung beim Brustkrebs »in gewissen Grenzen scheinbar unabhängig von der Radikalität des therapeutischen Eingriffs und seiner Methode sind«.

Frauen grundlos verstümmelt

Aufgrund dieser Erkenntnis gehen einige Chirurgen sogar so weit, daß sie bei einem kleinen Brusttumor nur einen winzigen Eingriff vornehmen oder eine Operation sogar ganz ablehnen. In den Vereinigten

Staaten sind Versuche dieser Art bereits im Gange; wie es heißt, mit ermutigenden Ergebnissen. Anstatt die Brust zu entfernen, wird bestrahlt. Nach fünf Jahren hatten 91 Prozent der Patientinnen im Brustkrebsstadium I und 66 Prozent im Brustkrebsstadium II (also wenn die Tumorgröße um die zwei Zentimeter beträgt) überlebt. Die kanadische Gynäkologin Professor Vera Peters kann positive Resultate mit der schonenden Operationsmethode vorlegen. Schon 1975 hat sie verkündet: »Radikale Operationsmethoden sind nicht zum besten Nutzen der Patientin« und rät bei frühen Stadien des Brustkrebses von der vorbeugenden Radikalentfernung der Brust ab. Der führende Wiener Krebsforscher Professor Heinrich Wrba hat formuliert: »Immer noch werden allzu oft, allzu spontan Knoten wegoperiert und sinnlos Brüste amputiert. Wir haben jahrelang wirklich oft grundlos Frauen verstümmelt – der Reflex vieler Chirurgen, allzu schnell etwas herauszuschneiden.«
Auch in der Bundesrepublik werden erste Schritte unternommen, weniger radikal vorzugehen – mit überaus erfreulichen Ergebnissen. Entmutigt von den schlechten Behandlungsergebnissen einer Radikaloperation, sind seit 1972 bei Professor Klaus Thomsen an der Universitäts-Frauenklinik Hamburg-Eppendorf das Radikalverfahren und die meist übliche Röntgennachbestrahlung nicht mehr die Methoden der Wahl. Freilich, mahnt Professor Thomsen, sei noch Vorsicht und Zurückhaltung geboten, denn die Erfahrung habe gezeigt, daß eine »brusterhaltende Karzinomtherapie nur unter strenger Selektion verantwortet werden kann«.

Zu deutsch: Nicht jede Brustkrebserkrankung erlaubt das Sparverfahren. Entscheidende Weichen in Sachen eingeschränkter Operation hat der Ordinarius für Gynäkologie und Geburtshilfe Professor Fritz Beller gestellt: »Gewebe, das frei von Krebs ist, wird bei uns nicht weggeschnitten.« Jede Woche werden an der Universitäts-Frauenklinik in Münster, der Professor Beller als geschäftsführender Direktor vorsteht, 10 bis 15 Frauen nach einer von ihm entwickelten Verfahrenstechnik an der Brust operiert. Dabei bleiben Warzenhof und Brustwarze meist dran. Die meisten Frauen fühlen sich nach der Operation so wenig entstellt, daß sie auf eine kosmetische Nachoperation verzichten. Professor Beller: »Mehr Lebensqualität ohne Einschränkung der Lebensdauer ist möglich.« Die Überlebensstatistik an seiner Klinik gehört zu den besten der Welt.

Neue, für die Ärzteschaft verbindliche Richtlinien, so kündigte Professor Max Schwaiger von der Universitätsklinik Freiburg an, seien frühestens in sechs bis acht Jahren zu erwarten. Weil man dann aufgrund der laufenden Studien mehr wisse über das Wesen des Krebses. Bis dahin dürfen also noch mindestens 150000 Frauen mit dem Segen der Wissenschaft an der Brust verstümmelt werden – obwohl andere Kenntnisse bereits vorliegen. Doch vor einem Verstoß gegen die bislang gültigen Regeln der Brustkrebschirurgie hat Professor Schwaiger gewarnt.

Manchmal werden nach einer Brustamputation auch noch die Eierstöcke »lahmgelegt«. Gibt es doch die Theorie, daß auch Hormone an der Entstehung von Brustkrebs schuld sein könnten – eine Hypothese, die

aus dem vergangenen Jahrhundert stammt und bislang keine Bestätigung erfahren hat. Heute ist die Kastration freilich auch schon mit Hilfe von harten Strahlen und Medikamenten möglich. Neuerdings werden deshalb auch Hirnanhangdrüse und Nebennierenrinden in die Behandlung mit einbezogen.
Falls die Therapie anspricht, kommt es zu keinem neuen Krebswachstum. Bilden sich neue Geschwülste, dann war es vergebliche Liebesmüh. Die Patientin ist dann eben noch mehr verstümmelt. Wie hat sich doch einer der Gutachter im Issels-Prozeß vor 20 Jahren mit gelassenem Zynismus geäußert?
»Was heißt hier Krüppel? Die Patientinnen laufen doch nicht ohne Beine herum . . .«

4. Eine zweischneidige Waffe

Zweitschlag mit Strahlenkanonen

Was heute noch als unverzichtbare Therapie angesehen wird, kann morgen schon ein Kunstfehler sein. Das gilt auch für die Bestrahlung nach einer Brustamputation.

Durch diese Maßnahme sollen alle trotz der Operation zurückgebliebenen Tumorreste im Bereich der Brustwand und der brustnahen Lymphabflußgebiete durch einen Zweitschlag vernichtet werden. Aber offenbar übertrifft auch hier die Theorie die Praxis bei weitem: Hat es sich doch gezeigt, daß die anschließende Bestrahlung um so gefährlicher ist, je radikaler der operative Eingriff war. Weil in dem vernarbten und zu Verwachsungen neigenden Operationsgebiet die Durchblutung nicht mehr richtig funktioniert, sinkt der Sauerstoffgehalt in den Zellen ab. Dadurch werden die noch vorhandenen Krebszellen widerstandsfähiger gegen die harten Strahlen.

Zu allem Übel bewirken diese auch noch, daß die Abwehrkräfte des Organismus unterdrückt werden. Er kann also die Krebszellen nicht selbst bekämpfen, so daß sich diese im bestrahlten Gebiet über Wochen hinweg ungehindert vermehren können. Aber auch das ist längst noch nicht alles.

Durch die Einführung eines neuen Bestrahlungsver-

fahrens, der sogenannten Megavolttherapie in Verbindung mit dem Rotationsverfahren, ist bei brustamputierten Frauen auch eine Schädigung des Herzens möglich. Da die als Schutz dienenden Weichteile wie Brustdrüse, Fettgewebe und Brustmuskel bei der Operation entfernt worden sind, ist das Herz der vollen Strahlenbelastung ausgesetzt. Schäden im Muskelgewebe und am Reizleitungssystem können sogar tödliche Folgen haben.
Zwar können durch die neuen Bestrahlungsmethoden Hautverbrennungen weitgehend vermieden werden, aber allgemeine Unverträglichkeiten treten immer noch auf. So zum Beispiel der Strahlenkater, der sich durch Übelkeit, Erbrechen und Veränderungen im Blutbild bemerkbar macht. Diese Symptome können schon nach Stunden wieder abklingen, sie können aber auch monatelang anhalten und sogar zum Tode führen.
Noch gefährlicher ist die sogenannte Strahlenkachexie, ein schleichender Kräfteverfall, der oft gleichfalls mit dem Tod endet. Wird die Bauch- und Unterleibsregion bestrahlt, können Nierenentzündung und Bluthochdruck entstehen, die bei chronischem Verlauf in die gefürchteten Endstadien einmünden.
Bei der Strahlentherapie gibt es keine gültigen Richtlinien, die Dosis und Zeitpunkt der einzelnen Strahleneinsätze festlegen. Wenn also ein Therapeut der Auffassung ist, daß die stärkste Dosis die beste ist, um das geplante Zerstörungswerk zu vollenden, dann wird er eben möglichst oft und möglichst konzentriert bestrahlen. Die oberflächliche Folge solch einer radikalen Maßnahme ist die Bildung von Narben.

Entstehen diese wie beim Brustkrebs in der Achselhöhle, so veranlassen sie durch Schrumpfung die Skelettmuskeln, sich ständig zusammenzuziehen. Die Spannung zerrt das Gelenk in eine Fehlstellung; die Folge sind dauernde Verrenkungen.

Lymph- und Venenstaus verschlimmern die Beschwerden. Die Chirurgen müssen im Wettlauf mit den Strahlenschäden ihre Reparaturversuche anstellen, da es meist zu Komplikationen bei der Wundheilung kommt: Schlechte Durchblutung, vernarbtes Fettgewebe, mit Muskelfasern und Sehnen verschmolzene Narben erschweren die wiederherstellenden Eingriffe.

Auch Schädigungen der Lunge sind nicht zu vermeiden, wenn der Oberkörper bestrahlt wird. Bei der alten Röntgenbestrahlung erkrankten 10 bis 15 Prozent der Patienten an Lungenentzündung. Mit den neuen Megavolt-Strahlenkanonen sind solche Schäden selten geworden.

Größere Sorge bereitet hingegen den Ärzten die Bestrahlung nach einer radikalen Brustoperation. Meistgefürchtete Folge: ein Lymphödem. Ursache dafür ist die Vermehrung des Bindegewebes in der Achselhöhle. Gewebsflüssigkeit, vor allem ständig aus den Blutbahnen austretende Eiweißmengen, können wegen der unterbrochenen Ableitungswege nicht mehr richtig abfließen. Das Eiweiß lagert sich ab, und die Folge ist ein dick geschwollener Arm – so dick, daß der Umfang 10 Zentimeter mehr als vor der Operation betragen kann. Und so dick, daß die Hand oft nicht mehr bewegt werden kann. Dieser Zustand wird begleitet von Spannungsschmerzen, die sich bis zum unerträglichen Berstungsschmerz steigern können. Im Narbengewebe kann die Haut platzen. Geschwülste können entstehen. Dem versucht man – manchmal ist dazu ein mehrmonatiger Klinikaufenthalt erforderlich – mit Medikamenten, Massagen und dem Anlegen elastischer Binden beizukommen. Meist ohne Erfolg. Die Patientinnen müssen Wärme meiden, weil Wärme die Durchblutung steigert, diese aber zwangsläufig verstärkten Eiweißaustritt zur Folge hat und somit einen noch dickeren Arm. Die geringste Verletzung, eine kleine Wunde bei der Haus- oder Gartenarbeit, führt zu riesigen Entzündungen, die dann ebenfalls die Schwellung bis zum Unerträglichen steigern. Das Lymphödem muß sich nicht unmittelbar nach der Operation einstellen, es kann sich auch noch Jahre danach entwickeln.

Unfruchtbarkeit und Impotenz

In den letzten Jahren konnte man an verschiedenen Kliniken erstaunliche Beobachtungen machen: Wurde weniger radikal operiert, wurden also die Lymphbahnen und -knoten in der Achselhöhle belassen und anschließend die Brust und das Lymphabflußgebiet bestrahlt, gab es seltener Armödeme. Bei einer bestimmten Strahlendosis traten sogar überhaupt keine auf, und in der Zehnjahres-Überlebensrate bestand »kein nennenswerter Unterschied« zu den Überlebenschancen radikal operierter Frauen, wie Professor H.-J. Frischbier aus Hamburg zu berichten weiß.

Mehr hilft also nicht immer mehr – das gilt vor allem für die Therapie mit harten Strahlen. Im Darmbereich sind die Nebenwirkungen besonders groß, weil sich die Darmschleimhaut sehr rasch erneuert. Unter anderem wird mit dem Stuhl Schleim ausgeschieden, die Patienten haben Durchfall und quälenden Stuhldrang. Gefährlicher aber sind die Spätreaktionen: Schäden an der Darmwand lösen häufigen Stuhlgang aus, wobei sich der Darm aber nicht vollständig entleert. Allmählich entsteht eine Verengung, die zum totalen Verschluß führen kann. Manchmal bilden sich Fisteln zwischen Dick- und Dünndarm oder auch zwischen Dickdarm und Harnblase, zwischen Mastdarm und Scheide.

Spätschäden in Form von Darmveränderungen entstehen vor allem nach Bestrahlung der Gebärmutter. Das strahlengeschädigte Gewebe muß dann wieder durch eine Operation entfernt werden, oft ist ein künstlicher Darmausgang unvermeidbar. Überdies sind 70 Prozent der bestrahlten Frauen unfruchtbar und 80 Prozent der bestrahlten Männer impotent.

Es gibt Ärzte, die setzen den Begriff Behandlung mit Heilungseingriff gleich, und es gibt Patienten, die sich davon haben überzeugen lassen. Wie fragwürdig solch eine Terminologie ist, läßt sich am besten am Beispiel der Strahlenbehandlung des Lungenkrebses ablesen.

Obwohl sich diese Erkrankung zum häufigsten Organkrebs beim Mann entwickelt hat, wird sie nicht von dem seit 1971 von den gesetzlichen Krankenkassen finanzierten Vorsorgeprogramm erfaßt: Eine Früherkennung ist mangels geeigneter Tests nicht

möglich und würde auch nur eine falsche Sicherheit vortäuschen, denn bei ihrer Entdeckung sind bereits 70 bis 80 Prozent aller Bronchialkrebse inoperabel.
Laut Statistik bleiben die Kranken dann noch 6 bis 8 Wochen am Leben. 3 bis 8 Prozent haben eine Chance, die magische Fünfjahres-Überlebensgrenze zu erreichen. Von den Operierten erreichen 15 bis 20 Prozent diese Grenze. Je älter die Patienten, um so größer das Operationsrisiko: Von den über 70jährigen stirbt jeder Dritte. Dabei tritt gerade diese Krebsart gehäuft bei den älteren Jahrgängen auf. 60 Prozent aller Kranken mit Lungen- bzw. Bronchialkrebs sind über 60.
Mit der Operation ist also bei dieser Krankheit kein allzu großer Staat zu machen. Also setzt die Medizin ihre Hoffnung auf die Bestrahlung. Unter welchen Voraussetzungen wird bestrahlt?
Wenn der Tumor bereits so groß ist, daß sich eine Operation nicht mehr lohnt, oder weil der Patient nicht mehr genügend Atemreserven hat oder sich überhaupt in einem schlechten Allgemeinzustand befindet oder weil sich bereits Tochtergeschwülste an anderen Stellen im Körper gebildet haben. Dabei scheinen die Ergebnisse der Strahlenbehandlung günstiger zu sein als die Operationserfolge, wie schon 1964 eine englische Studie gezeigt hat. Von den Patienten, die, anstatt operiert zu werden, nur bestrahlt wurden, lebten noch nach 2 Jahren mehr als doppelt so viele wie von den Operierten.
Aber auch die Bestrahlungstherapie ist mit Nachteilen behaftet. Zwar überlebten mehr Patienten die Behandlung und auch länger als die Operierten, und die

ersten 6 Monate während der Bestrahlung fühlten sie sich auch genauso gut oder genauso schlecht wie ihre operierten Leidensgenossen. Alle hatten mit Atemnot zu kämpfen; doch nach einem halben Jahr wurden die Bestrahlten wesentlich stärker von diesem Leiden gequält. Denn die Röntgenstrahlen schränken die Lungenfunktion erheblich ein. Insgesamt scheint der Allgemeinzustand des Patienten vor Therapiebeginn für Erfolg oder Nichterfolg der Bestrahlung ausschlaggebend zu sein, sind doch die Erfolgsmeldungen hinsichtlich der Fünfjahres-Überlebenszeiten allzu widersprüchlich: Sie schwanken zwischen 0 und 54 Prozent.

Ob sich die Strahlentherapie überhaupt lohnt, darf angezweifelt werden, nachdem aus zwei sorgfältig durchgeführten angelsächsischen Studien hervorgeht, daß gänzlich unbehandelte Patienten mit Bronchialkrebs fast genausolange leben wie bestrahlte Patienten und obendrein von den quälenden Nebenwirkungen der Röntgenstrahlen verschont bleiben. Das hat in der Zwischenzeit zu ernsten Zweifeln Anlaß gegeben, ob denn die Bestrahlung vor allem dann sinnvoll ist, wenn sie im Spätstadium der Krebserkrankung nur zur Linderung der Beschwerden eingesetzt wird. Denn die Nebenwirkungen sind beträchtlich:

Narben und ähnliche Gewebeveränderungen bilden sich auch außerhalb des bestrahlten Lungenbezirks. Auch am Herzmuskel werden immer wieder narbige Veränderungen festgestellt. Oft tritt auch eine Herzbeutelentzündung auf. Dabei ist das ganze Ausmaß der Strahlenschäden noch längst nicht bekannt.

Führen wir uns zuletzt noch anhand eines ganz anderen Beispiels die Fragwürdigkeit der Strahlentherapie vor Augen, wenn sie zur Ausrottung nicht an der Oberfläche gelegener Zellen hochdosiert angewandt wird. Bei Kindern, die wegen Erkrankungen des zentralen Nervensystems behandelt wurden, hat diese Therapie die Intelligenz gemindert, das abstrakte Denkvermögen und das Kurzzeitgedächtnis gestört. Diese Erkenntnisse wurden am Tumor Institute in Houston/Texas gewonnen.
Obendrein waren die Kinder reizbar und depressiv. Sogar schon bei schwacher Röntgenbestrahlung nimmt die Wachstumsfuge Schaden, wobei meist nur ein Teil des Fugenknorpels betroffen ist, so daß das Wachstum einseitig gehemmt wird. In Gelenknähe bewirken harte Strahlen eine Gelenkverformung und eine Unterentwicklung der Gelenke. Weil diese Fehlentwicklung bis zum Ende der Wachstumsperiode anhält, leiden Kinder, die früh bestrahlt wurden, an schweren Deformationen.
Es lohnt, sich Gedanken darüber zu machen, wie herrlich weit wir es mit der Gewaltmedizin schon gebracht haben ...

5. *Die vorgetäuschte Heilung*

Selbstbetrug mit der Früherkennung

Lisette P. ging seit ihrem 25. Lebensjahr regelmäßig zur Vorsorgeuntersuchung. Als sie 29 war, entdeckte ihre Frauenärztin »verdächtige Veränderungen« am Gebärmutterhals (Cervix uteri). Sie entnahm mit der Biopsienadel Gewebe und schickte es zur Untersuchung ein. Als sie den Befund zurückerhielt, in dem von »Epithelunruhe« die Rede war, riet sie zur Operation.

Von Krebsangst verstört, suchte die Patientin umgehend einen Chirurgen auf und wurde operiert. Der Arzt hinterher: Nach der histologischen Bewertungsskala habe es sich um krankhafte Veränderungen gemäß Stufe drei gehandelt. Bei der Gewebsuntersuchung sei ein Carcinoma in situ festgestellt worden. Dieses habe er »weit im Gesunden« herausgeschnitten, und jetzt sei »alles in Ordnung«.

Seither lebt die Patientin in ständiger Angst. Denn weder die Frauenärztin noch der Chirurg haben ihr gesagt, daß ein Carcinoma in situ noch keine richtige Krebserkrankung ist, sondern nur ein mögliches Krebsvorstadium. Etwa die Hälfte dieser Veränderungen bildet sich von selbst zurück, ein weiterer Anteil wächst erst gar nicht weiter.

Man spricht deshalb in solch einem Fall von einem

»ruhenden Krebs«. Wenn aber keine ernsthafte Erkrankung besteht, kann nach der Entfernung eines Carcinoma in situ auch nicht von Heilung die Rede sein, sondern allenfalls von einer erfolgreichen Behandlung. Dennoch finden diese Therapieergebnisse in die Überlebensstatistiken Eingang: Durch Scheinerfolge bei Scheinkrebsen werden Heilerfolge vorgetäuscht, die es gar nicht gibt.

Krebsartig veränderte Zellen ohne infiltrierendes, also in gesundes Gewebe eindringendes Wachstum sind nicht als bösartig anzusehen. Deshalb wird auch die Auffassung vertreten, daß eine Behandlung erst dann notwendig ist, wenn die Veränderung an Größe zunimmt. Falls es überhaupt zu krebsigem Wachstum kommt, können noch Jahre vergehen.

Weniger als 1 Prozent aller Todesfälle bei Frauen entfallen auf Gebärmutterhalskrebs, 2800 Frauen sterben alljährlich daran. Bezogen auf alle Krebssterbefälle bei Frauen beträgt der Anteil 4 Prozent.

Zusammen mit dem Krebs der Brust, des Darms und der Prostata gehört dieser Unterleibskrebs zu jenen Krebsarten, auf die sich die aufwendige Krebsfrüherkennung konzentriert. Die übrigen 66 Krebsformen werden durch die Krebsfahndung nicht erfaßt. Übrigens ging die Sterblichkeit an Gebärmutterhalskrebs schon zurück, noch bevor die Vorsorgeuntersuchung eingeführt wurde: Sie sank zwischen 1952 und 1975 um 27 Prozent und nahm seither um weitere eineinhalb Prozent ab.

Frau Lisette P. konnte noch von Glück sagen, daß sie an einen Chirurgen geraten war, der ihr nur die verdächtige Region am Gebärmutterhals in der Größe eines Fünfmarkstückes entfernt hatte. Im allgemeinen ist es üblich, die ganze Gebärmutter nebst Eierstöcken und Eileitern herauszuoperieren. Hat es doch sogar jene ultraradikalen Eingriffe gegeben, bei denen zusätzlich die Harnblase und ein Teil des Dickdarms entfernt worden waren, so daß die Harnleiter verpflanzt und ein künstlicher Ausgang angelegt werden mußte.

Doch auch bei dieser Erkrankung gilt offensichtlich, daß die Aussicht auf Erfolg um so größer ist, je mehr von Radikaleingriffen Abstand genommen wird. Sogar die Bestrahlung scheint überflüssig zu sein. Bei im Frühstadium operierten Frauen lag die Überlebensrate ohne diese zusätzliche Belastung höher.

Es bleibt freilich die Frage offen, wie viele Scheinkrebse dabei mitbehandelt worden sind. Gibt es doch zu diesem Thema eine Reihe von bemerkenswerten Beobachtungen, vor allem beim Brustkrebs.

Mit Hilfe der Mammographie, der Röntgendurchleuchtung der Brust, können Knoten schon dann geortet werden, wenn sie erst 2 bis 3 Millimeter groß sind; klinisch werden sie erst bei einer Größe von etwa 1 Zentimeter gefunden. Nun konnte bei einer Studie über 110 solcher mammographisch entdeckter Knoten festgestellt werden, daß 55 davon, also 59 Prozent, solche ruhenden bzw. langsam wachsenden Geschwülste waren. Erst nach 20 Jahren entwikkelte sich bei rund einem Drittel der Patientinnen bösartiges Wachstum.

In einer anderen Studie wurden 47 solcher »friedlichen« Krebsformen über Jahre hinweg verfolgt. Nur 12 der Patientinnen erkrankten später an Brustkrebs,

wobei die durchschnittliche Überlebenszeit über 10 Jahre betrug. Drei Viertel der Frauen aber bleiben im klinischen Sinne gesund.
Es handelt sich also um Geschwulsttypen mit einer guten Prognose. Nur selten gehen sie in ein bösartiges Stadium über und zeigen auch dann wenig Neigung, Tochtergeschwülste abzusiedeln. Außerdem kommt es meist erst so spät zu einer krebsigen Entartung, daß die betroffenen Frauen nicht unbedingt mit einer verkürzten Lebenserwartung rechnen müssen; mindestens die Hälfte von ihnen erlebt wegen der langsamen Entwicklung das bösartige Stadium nicht mehr.

Wie Erfolgsstatistiken zustande kommen

Wesentlich gefährlicher sind schnell wachsende Tumoren. Diese haben überdies den entscheidenden Nachteil, daß sie bei Reihenuntersuchungen häufig nicht erfaßt werden. Wenn jährlich untersucht wird, können sie zunächst noch zu klein sein, um entdeckt zu werden. Im Jahr darauf sind sie hingegen schon so groß, daß von einer Früherkennung keine Rede mehr sein kann.
Die Chance, durch Reihenuntersuchungen langsam wachsende Geschwülste zu entdecken, ist dagegen weitaus größer. Das bedeutet aber, daß vorwiegend solche Tumoren aufgespürt werden, die eine günstige Prognose haben und erst spät – wenn überhaupt – in ein bösartiges Stadium übergehen.

Gemäß Statistik wird die Lebenserwartung der Patientinnen mit Brustkrebs von Jahr zu Jahr um 10 Prozent höher (freilich ohne daß die Sterblichkeit an Brustkrebs insgesamt gesenkt worden wäre). Eine Studie aus dem Forschungsinstitut der Gesellschaft für angewandte Wissenschaften in Herdecke stellt daher fest: »Die gestcigerten Überlebensraten zeigen eine direkte Wechselbeziehung mit der Verlagerung zu früheren Stadien«, weshalb die Autoren die Frage erheben, »ob diese anscheinenden Behandlungserfolge letzten Endes nicht nur Irrtümer der Auswahl waren«.

Es lohnt, sich darüber Gedanken zu machen, ob in die Statistiken über Heilerfolge bei Krebskranken nicht eine größere Zahl solcher Fälle einbezogen worden ist, die auch ohne Behandlung kein bösartiges Ende genommen hätten. Durch Selbstbetrug kommen wir aber dem Sieg über den Krebs nicht näher, sondern brechen nur immer wieder aufs neue eine Lanze für radikale Behandlungsmethoden.

Radikaloperationen aufgrund von sogenannten Früherkennungsmaßnahmen werden immer häufiger. Viele Ärzte amputieren Brüste und nehmen Totaloperationen im Unterleib vor, auch wenn die Diagnose keineswegs eindeutig ist. Ursache dafür ist, daß sie die Verantwortung für ein Abwarten ohne Operation nicht tragen wollen. In diesem Zusammenhang erhebt das »Editorial in Science« die Frage, ob auf diese Weise nicht die Grenze vernünftigen medizinischen Handelns überschritten wird.

Weit überschritten worden ist diese Grenze längst durch sogenannte Modeoperationen. Dazu gehört auch die Entfernung der Gebärmutter aus vielen, manchmal überaus durchsichtigen Gründen. In den USA hat jede zweite Frau über 40 diese Operation hinter sich: Bei 725000 solchen Eingriffen im Jahr 1975 wurden in 471000 Fällen Eierstöcke und Eileiter mit entfernt. In der Bundesrepublik wird rund 100000mal pro Jahr eine Gebärmutter entfernt, in der Mehrzahl der Fälle gleichfalls in einer Totaloperation.

Die Frauenärztin Dr. Barbara Ehret hat hierzulande eine lebhafte Diskussion ausgelöst, als sie behauptete, daß in einem Großteil der Fälle keine Operationsnotwendigkeit nachzuweisen gewesen sei. 87 Prozent der von ihr beobachteten 2000 operierten Patientinnen litten danach noch stärker an Unterleibsschmerzen, Blutungen, psychischen Störungen. Ein besonderes Problem ist für viele Frauen die Dämpfung des Sexuallebens; sie haben die Lust daran verloren.

Mag der »chirurgischen Zerstörung des weiblichen Selbstkonzeptes« durch die Totaloperation ein besonderes Gewicht zukommen, so handelt es sich keinesfalls um die einzige Modeoperation unter dem Motto: »Raus damit!« Immer noch überwiegt die Vorstellung, es sei der beste Weg, ein Übel einfach mit der Wurzel auszurotten.

6. Ex und hopp

Wird zuviel operiert?

In der Bundesrepublik werden rund 6 Millionen Operationen pro Jahr vorgenommen. Von Zeit zu Zeit wird in der Fachpresse vorsichtig die Frage laut, ob auch alle diese Eingriffe notwendig seien. Wird bei uns zuviel operiert?

Die Chirurgen geben zu, daß vor allem in den kleineren und mittleren Krankenhäusern in der Vergangenheit zuviel operiert worden ist. Heute orientiere man sich aber auch dort an dem »notwendigen Maß«. Es fragt sich freilich, ob dieses Kriterium den tatsächlichen Verhältnissen Rechnung trägt. Denn nicht nur so mancher Chirurg ist in seiner Auslegung sehr großzügig – auch viele Patienten möchten um jeden Preis unters Messer.

Beispiel Mandeln: In Ärztekreisen wird darüber geklagt, daß immer wieder Eltern darauf drängen, ihren Kindern die Mandeln wegoperieren zu lassen. Es soll Fälle geben, in denen ein oder sogar beide Elternteile dazu bereit waren, sich aus diesem Grund gleichfalls die Mandeln entfernen zu lassen. Der Anlaß sind wiederholt auftretende Mandelentzündungen der Kinder, und die Hoffnung ist offenbar, daß man auf diese Weise vielen Problemen ausweicht, weil ein entferntes Organ nicht mehr erkranken kann.

Und damit begegnen wir wieder einer ganz bestimmten Grundeinstellung unseres Zeitalters: Keine Mandeln – keine Mandelentzündung, keine Gebärmutter – keine bösartigen Neubildungen im Gebärmutterhals, keine Brust – kein Brustkrebs. Und wie Sie noch sehen werden, glaubt man durch radikale Eingriffe auch noch anderen Krankheiten vorbeugen zu können. Diese Ex-und-hopp-Mentalität entspricht jener Geisteshaltung, die ich im ersten Teil und im ersten Kapitel des zweiten Teils dieses Buches zu charakterisieren versucht habe: Danach ist das »Menschentier« nicht viel mehr als die Summe von mechanisch funktionierenden Organen und Körperteilen, was bedeutet, daß es mit Hilfe von Ersatzteilen oder mittels Symptomunterdrückung durch Medikamente nicht nur genauso glücklich, sondern sogar noch besser leben kann.

Bleiben wir gleich bei den Mandeln, weil ihre Entfernung angeblich heute noch immer der häufigste Eingriff ist. Mir kommt allerdings die offizielle Zahl von rund einer Viertelmillion Operationen pro Jahr zu niedrig vor, vor allem wenn ich mich an den etwa eineinhalb Millionen derartiger Eingriffe in den USA orientiere.

Kritiker haben schon behauptet, daß 90 Prozent der Mandeloperationen überflüssig seien, insbesondere bei Kindern. Vermutlich ist diese Prozentzahl noch weit mehr übertrieben als die Behauptung, bei uns beschränke man sich auf das notwendige Maß. Denn kranke Mandeln sind nun einmal ein gefährlicher Krankheitsherd, und allein die ungesunde Ernährung von heute ist Grund genug dafür, daß auch mit

den erfolgreichsten Methoden viele dieser Wächter- und Abwehrorgane nicht mehr gerettet werden können – sie müssen entfernt werden.
So überrascht es auch nicht weiter, daß sich an dieser Operation die Geister scheiden; vor allem ist es um den Eingriff bei Kindern zu lebhaften Auseinandersetzungen gekommen. Die Ausschälkur gilt ihren Befürwortern als Heilmittel gegen Angina, chronische Entzündungen und Halsschmerzen, Ohrenweh und Atembeschwerden, ja sogar als Vorbeugung gegen Krebs. Die Kritiker, vorwiegend aus Kreisen der Kinderärzte stammend, stellen diese Beweisführung in Frage und tragen gewichtige Gegenargumente vor.
Die Mandeln, so warnen sie, spielen eine wichtige Rolle beim Aufbau des Systems der Krankheitsabwehr. Schon deshalb sei äußerste Zurückhaltung geboten, wenn die Entfernung vor dem Schulalter vorgenommen werden soll. Außerdem bleiben bei einem Teil der Kinder Verhaltensstörungen und psychische Veränderungen zurück, wie einschlägige Untersuchungen gezeigt haben.
Demgegenüber hat der Kölner Hals-Nasen-Ohren-Spezialist Professor Josef Matzker seit Jahren nachdrücklich darauf aufmerksam gemacht, daß sowohl Kinder als auch Erwachsene ohne Mandeln seltener an Blutkrebs erkranken. Es treten auch auffallend weniger Tumorerkrankungen der oberen Atemwege auf. Patienten, die ihre Mandeln noch haben, erkranken durchschnittlich dreimal so häufig an Lungenkrebs und zehnmal so häufig an Krebs des Kehlkopfes, der Speiseröhre, der Zunge und des Rachens wie mandeloperierte Personen. Die Entfernung der Gau-

men- und Rachenmandeln sei in einer modernen, gut organisierten Klinik »so gut wie risikolos«.
Wie ich eingangs erwähnt habe, sind kranke Mandeln ein bedeutsames Gesundheitsrisiko. Ich weigere mich aber anzuerkennen, daß Mandeln – wie der Kölner Chirurg behauptet – nichts weiter seien als verkümmerte Überbleibsel. Den Luxus, funktionstüchtige und gleichzeitig überflüssige Organe hervorzubringen, leistet sich die Natur nicht.

Sind heute alle Mandeln krank?

Daß ein Mensch auch ohne Mandeln eine Abwehrkraft gegen Infektionen entwickeln und 100 Jahre alt werden kann, ist kein Beweis für die Funktionslosigkeit dieser Organe. Nicht alles, was scheinbar entbehrlich ist, muß auch als funktionslos angesehen werden: Erstaunlich viele Körperteile und Organe des Menschen sind entbehrlich, aber sie haben dennoch alle eine Funktion.
Herr Matzker macht aber keinen Unterschied – für ihn sind alle Mandeln unter den heutigen Lebens- und Ernährungsbedingungen gefährlich: »Es gibt keine menschliche Mandel, bereits vom frühen Kindesalter an, aus der nicht eine Fülle pathogener Keime gezüchtet werden kann, wie auch ebenso im histologischen Bild niemals die Merkmale einer chronischen Entzündung fehlen.«
Doch ein bakteriologischer Abstrich von den Mandeln führt meist zu fragwürdigen Ergebnissen, wie

der Stuttgarter Hals-Nasen-Ohren-Arzt Professor Terrahe Klaus dargelegt hat: Bestehen doch »große Unterschiede zwischen der Keimbesiedlung der Mandeloberfläche und der Bakterienflora in den Einbuchtungen der Mandeln«. Aus Abstrichen einschneidende Schlüsse zu ziehen, ist also ein zweifelhaftes Unterfangen. Außerdem ist es sogar notwendig, daß sich die Mandeln – insbesondere bei Kindern – mehrmals im Jahr mit Krankheitserregern auseinandersetzen. Dadurch wird das Abwehrsystem trainiert.

Außerdem wären die Zusammenhänge zwischen Mandeln und Krebserkrankungen noch überzeugender, wenn diese Organe nicht wahllos als minderwertig abqualifiziert würden – eine Bereinigung der Statistik durch eine Unterscheidung zwischen gesunden und kranken Mandeln wäre dringend erforderlich. Erst dann ließe sich das wahre Ausmaß der Herd- und Störfeldwirkung erkennen, das von kranken Mandeln ausgeht. Erst dann wäre zu ersehen, wie sehr dadurch die Abwehr- und Selbstheilungskräfte in einem ganzen Bereich des Organismus lahmgelegt werden – in einem solchen Maße, daß sie sogar Krebserkrankungen den Boden bereiten können.

Korrelationen aufgrund von Statistiken rechtfertigen aber noch keine Ex-und-hopp-Maßnahmen bei Kindern. Nicht zu Unrecht hat ein New Yorker Kinderarzt die routinemäßige Mandeloperation als »grausames chirurgisches Ritual« bezeichnet, das ihn an die Kastration und die Hautverunstaltungen bei primitiven Stämmen erinnere. Der Eingriff ist auch beileibe nicht harmlos. In den USA (bei uns liegen ja, wie meist, keine Zahlen vor) wurde festgestellt, daß bei jedem tausendsten Kind sogar mit Todesfolge gerechnet werden muß und daß in rund 16 von 1000 Fällen nach der Operation schwere Komplikationen auftreten. Dabei kann es sich um Nachblutungen handeln oder auch um das Einsaugen des Blutes in Luftröhre und Lunge, was lebenslange Schäden zur Folge haben kann.

Noch viel ließe sich zu diesem Thema sagen, aber es ist nicht meine Absicht, deswegen andere Schwerpunkte unbeachtet zu lassen. Ich möchte wenigstens mit ein paar Worten auf den Blinddarm zu sprechen kommen, der auch zu den Organen gezählt werden muß, die gern vorbeugend entfernt werden. Ich bin allerdings der Überzeugung, daß hier die Operation weitaus häufiger angezeigt ist, weil sich unsere Ernährungsweise überaus schädigend auf dieses Organ auswirkt und sich eine krankhafte Veränderung von einem Tag auf den anderen lebensbedrohlich auswirken kann.

Nur lassen Sie sich bitte auch hier nicht mit dem Märchen abspeisen, daß der Blinddarm – oder besser gesagt: dessen Wurmfortsatz – einfach überflüssig sei. Wie die Mandeln gehört er zu den primären Immunorganen, das heißt, seine Funktion soll uns vor Krankheitserregern schützen.

Die Diskussion um die Blinddarmoperation ist hierzulande immer noch ein heißes Eisen, seit vor mehr als zehn Jahren bekannt wurde, daß deutsche Chirurgen den bleistiftdünnen Wurmfortsatz, ein bis zehn Zentimeter lang, der am blindsackartigen unteren Ende des aufsteigenden Dickdarms angewachsen ist,

häufiger entfernen als ihre Kollegen in anderen Ländern: In der Bundesrepublik, genauer gesagt im Gebiet des ehemaligen Großdeutschen Reichs, wurde dreimal so häufig am Blinddarm operiert, und es waren dreimal so viele Todesfälle nach Blinddarmoperationen zu registrieren wie zum Beispiel in den USA, in England und in Schweden.
Der Geburtshelfer dieser Studie, der Hannoveraner Epidemiologe Professor Manfred Pflanz, hatte außerdem herausgefunden, daß mehr Reiche als Arme am Blinddarm operiert und die Blinddarmoperationen an Sonn- und Feiertagen nur selten vorgenommen wurden. Staunte der Fachmann: »Eine merkwürdige Krankheit, die an Wochenenden kaum auftritt und bei Angestellten dreimal häufiger auftritt als bei Arbeitern.«

... doch Beschwerden bleiben

Es besteht kein Zweifel: Auch heute noch wird die Blinddarmoperation zu häufig vorgenommen. Das zeigt eine Studie am Evangelischen Krankenhaus in Mülheim/Ruhr, bei der herausgeschnittene Wurmfortsätze zwölf Jahre lang einer Gewebsuntersuchung unterzogen wurden. An fast einem Fünftel konnten die Histologen unter dem Mikroskop keinen krankhaften Befund entdecken. Das erklärt wohl auch, warum bei vielen Patienten weiterhin dieselben Beschwerden bestehen wie vor dem Eingriff.
Die Operationsfreudigkeit scheint von Klinik zu Kli-

nik verschieden zu sein. So schwankt sie an Krankenhäusern in Rheinland-Pfalz zwischen 5 und 85 Prozent. Erst allmählich sinken in der Bundesrepublik die Operationszahlen, bedingt vor allem durch den Geburtenrückgang. Die dabei genannten Zahlen lassen noch einmal die Frage aufkommen, ob die zitierten 250000 Mandeloperationen – der angeblich häufigste Eingriff – nicht eine Tiefstapelei darstellen: Professor Manfred Pflanz bezifferte die Blinddarmoperationen mit 336000 im Jahre 1973, während 1976 ein 15prozentiger Rückgang auf 283000 registriert worden war.

Dafür scheint sich eine neue Unsitte eingebürgert zu haben: Muß aus irgendeinem anderen Anlaß die Bauchhöhle operativ geöffnet werden, entfernen die Chirurgen gern auch den Wurmfortsatz. Vorsorglich, wie sie sagen, da sich das Anhängsel ja irgendwann einmal riskant entzünden könnte.

Solche prophylaktischen Operationen sind verboten. Der Gesetzgeber schreibt vor, daß der Patient zu jeder Erweiterung eines Eingriffs, sofern es sich nicht um eine Notmaßnahme handelt, seine Zustimmung geben muß. Entfernt werden sollte aber auch dann nur ein Blinddarm, der von wiederholten chronischen Entzündungsschüben heimgesucht ist.

Heute sind immer noch – je nach der jeweiligen Studie – 20 bis 50 Prozent der Blinddarmoperationen überflüssig. Das liegt auch mit daran, daß eine genaue Diagnose zu den schwierigsten in der Chirurgie zählt. Die angeblich so typischen Schmerzen können ebenso von Nachbarorganen ausgehen, von Gallenblase und Gallenwegen, von der Bauchspeicheldrüse,

von der gleichseitigen Niere oder – bei Frauen sehr häufig – von Eileiter und Eierstock.
Deshalb sollte bei Mädchen immer darauf geachtet werden, ob es sich nicht um eine Verlegenheitsdiagnose handelt. Dies ist offenbar in einem hohen Prozentsatz der Fall. Oft wird dadurch nicht nur eine vermeidbare Operation vorgenommen, sondern auch die eigentliche Krankheit verschleppt – mit gefährlichen Spätfolgen bis hin zur Sterilität.
Am Rande sei noch erwähnt, daß ein Facharzt für Chirurgie mindestens 40 Blinddarmoperationen selbständig vorgenommen haben muß. Es ist allerdings unverantwortlich, wenn diese Anforderung den Blinddarm zum Übungsorgan hat werden lassen. Nicht nur wegen des verhältnismäßig hohen Risikos einer Wundinfektion, sondern auch wegen möglicher Spätfolgen.
Ein besonders fragwürdiger Eingriff ist die Entfernung der Gallenblase nur deswegen, weil Gallensteine festgestellt werden. 5 bis 6 Millionen Bundesbürger – so wird geschätzt – haben Gallensteine, darunter fast doppelt so viele Frauen wie Männer. Deshalb lassen sich jährlich 60000 bis 70000 operieren; die übrigen merken nichts von ihrem Leiden.
Nun sähen es aber viele Chirurgen gern, wenn sich auch der »Rest« ihrem Können anvertraute. Eines ihrer gewichtigen Argumente dafür ist, daß auch den Gallensteinen Böses nachgesagt wird: Sie sollen Krebs verursachen. Denn bei 1 bis 3 Prozent der Steinblasen wurde später Krebs gefunden. Womit freilich nicht gesagt ist, daß die Steine die Ursache der Tumorbildung waren.

Dennoch ist man in den USA – wo denn sonst! – an manchen Kliniken dazu übergegangen, Bauchoperationen grundsätzlich auf Steinblasen auszudehnen. Dabei handelt es sich keineswegs um einen einfachen Eingriff: Die Komplikationsrate ist beachtlich, und selbst die Todesquote beträgt mindestens 1 Prozent.

Übrigens nehmen Gallensteine mit dem Alter zu, dennoch werden die Beschwerden weniger häufig. In einer Großstudie zeigte sich, daß bei Männern mit Gallensteinen die Häufigkeit der Gallenoperation unter 70 Jahren 13 bis 25 Prozent betrug; über 70 – wo sie eigentlich höher liegen müßte – betrug die Operationsquote nur noch 7 bis 13 Prozent.

Der Fachliteratur ist zu entnehmen, daß 75 Prozent der Beschwerden auch nach der Operation noch auftraten (oder stärker geworden waren) und gar nicht von der Galle, sondern von anderen Bauchorganen ausgingen. Nachdem der Eingriff bei rund einem Drittel aller Fälle keinen Erfolg in puncto Symptomfreiheit hat (das berüchtigte Postcholezystektomiesyndrom), sind also rund 25 Prozent der Eingriffe von vornherein völlig überflüssig!

Die meisten Steine bleiben stumm, ihr »Besitzer« nimmt sie ahnungslos mit ins Grab. Ginge es jedoch nach den Vorstellungen mancher Chirurgen, dann müßten sich 25 Prozent der Bevölkerung im Alter über 40, in fortgeschrittenem Alter sogar 50 Prozent einer Gallensteinoperation unterziehen.

Wenn jedoch ein Stein den Gallengang verschließt, ist eine Operation unumgänglich. Aber heute greifen allmählich schonendere Verfahren Platz: So können

Steine mittels eines Endoskops – eines Gerätes, das durch die Bauchdecke in die Bauchhöhle eingeführt wird – entfernt werden (bei Mißlingen wird der Gallengang auf demselben Wege aufgeschlitzt). Außerdem werden Gallensteine auch mit Medikamenten aufgelöst, was allerdings im Notfall nicht möglich ist.

Es hat sich überdies gezeigt, daß der Eingriff oft vermieden werden kann, wenn nicht sofort operiert, sondern – sofern das die Umstände zulassen – abgewartet wird. Dadurch lassen sich unnötige Operationen vermeiden, und auch das Risiko der Fehldiagnosen wird geringer.

Wird bei uns wirklich zuviel operiert? Diese Frage muß offensichtlich immer noch mit Ja beantwortet werden. Auch hier gilt: Vertrauen ist gut, Kontrolle ist besser. Unkontrollierte Gewalt in der Medizin ist ein Gesundheitsrisiko, das gar nicht hoch genug eingeschätzt werden kann. Von den Kosten gar nicht erst zu reden . . .

7. Spitzenchirurgie für den Schrebergarten

Operationen um jeden Preis

Was Operationen kosten, interessiert Denton Cooley nicht. Und es stört ihn auch nicht, daß seine Klinik als Fabrik bezeichnet wird, die auf Profit ausgerichtet ist. Professor Cooley gilt als einer der erfahrensten Herzchirurgen der Welt, hat er doch über 40000 Operationen am offenen Herzen vorgenommen.

Natürlich dominieren darunter Eingriffe an den Herzkranzgefäßen zur Infarktverhütung. Beim sogenannten aortokoronaren Bypass ist der Patient mehrere Stunden lang an eine Herz-Lungen-Maschine angeschlossen. Die Kosten der Operation belaufen sich auf mindestens 10000 Dollar, mit Neben- und Folgekosten kann das Doppelte veranschlagt werden. Bei 120000 Operationen in den USA pro Jahr errechnen sich auf diese Weise etwa 2,5 Milliarden Dollar, also 5 bis 6 Milliarden Mark.

Nicht ohne Grund ist deshalb von einer Bypass-Industrie die Rede, und wie in anderen, ähnlich gelagerten Fällen verstehen es auch die Herzchirurgen, mit vehementen Angriffen im Brustton der Überzeugung ihre Kritiker zum Schweigen zu bringen. Sie haben es insofern verhältnismäßig leicht, als die Methode besonders einleuchtend erscheint:

Eine durchblutungshemmende Engstelle in den

Herzkranzarterien wird bei der Bypass-Operation durch eine künstliche Gefäßbrücke umgangen. Meist wird als Blutbrücke eine Vene aus dem Unterschenkel verwendet, die man auf der einen Seite breit auf die geöffnete Hauptschlagader (Aorta) aufnäht, während das andere Ende jenseits der arteriosklerotischen Verengung auf die Kranzader (Koronarie) aufgesetzt wird. Operationen gegen den Herzinfarkt gibt es schon seit fast 50 Jahren. Jede der verschiedenen Techniken hatte bisher eine Besserung der Beschwerden zur Folge, die jedoch immer als »Psychotherapie mit dem Messer« verstanden wurde. Erst der Bypass wurde als objektiver Behandlungserfolg gewertet, weil der Installateureffekt dieser Blutumleitung durch eine chirurgische Spitzenleistung so überzeugend wirkt.

Seither versuchen Herzchirurgen samt Gefolge die Öffentlichkeit davon zu überzeugen, daß sich gar nicht genug Herzkranke und solche, die es werden könnten, dieser Operation unterziehen müßten – sei es aus therapeutischen oder prophylaktischen Gründen. Aber seit dem ersten Bypass 1964 und der ersten Wiederholung 1967 ist es ihnen noch immer nicht gelungen, eine lebenverlängernde Wirkung dieses Eingriffs nachzuweisen – sowenig, wie glaubhaft gemacht werden kann, daß die Operation wirklich vor dem Herzinfarkt schützt. Denn so viele Statistiken auch vorgelegt wurden, sie sind allesamt fragwürdig.

Das eigentliche Problem dabei ist die Auswahl der Operationskandidaten. Nicht jeder Herzkranke ist für diesen Eingriff geeignet. Am wenigsten sind es jene, die Hilfe am dringendsten nötig hätten. Sie verbleiben in der mit Medikamenten behandelten Gruppe, und weil diese dann zum Vergleich mit der Gruppe operierter Patienten herangezogen wird, verzerren sie durch ihre höhere Sterblichkeitsrate das statistische Bild zugunsten der Bypass-Operation.

Deshalb haben solche Vergleichsstatistiken nach Ansicht eines anderen führenden amerikanischen Herzchirurgen, Professor Michael DeBakey, auch immer »einen bitteren Beigeschmack«: Er wählt seine Patienten beispielsweise so sorgfältig für die Operation aus, daß sich die operierte Gruppe von der Medikamentengruppe zwangsläufig von vornherein unterscheiden muß.

Aus demselben Grund sind auch die Sterblichkeitsquoten, mit denen der Eingriff belastet ist, je nach Operationsteam so unterschiedlich. Erfahrene Chirurgen rühmen sich, daß bei ihnen die Operationssterblichkeit bei 1 bis 2 Prozent liegt. Nun, Professor Cooley ist sicherlich ein überdurchschnittlich guter Chirurg – aber trotzdem bleiben bei ihm 4 bis 5 Prozent der Herzpatienten »auf dem Tisch«. Der Grund dafür ist darin zu suchen, daß er jeden operiert, den die Internisten für ihn auswählen. Er geht auch bei sogenannten Risikopatienten einem Bypass nicht aus dem Wege und erklärt: »Mein Einsatz gilt jedem einzelnen Patienten und nicht der Sterblichkeitsstatistik.«

Natürlich, je weniger gefährdete Patienten operiert werden, um so günstiger sind die Ergebnisse. Am besten sind sie dann, wenn der Eingriff prophylaktisch bei Herzgesunden erfolgt: Da gibt es Patienten, die gar nicht herzkrank sind, bei denen nur Verengungen der Herzkranzgefäße festgestellt wurden. Trotzdem werden sie operiert, und meist stellen sie dann hinterher jene Glanzfälle dar, die den Operationsstatistiken ein so freundliches Gepräge geben. Bleibt freilich die Frage, ob diese Scheinkranken nicht auch ohne Operation so lange gelebt hätten, ja vielleicht sogar noch länger ...

Bis zu 15 Prozent Herzinfarkte!

Greifen wir doch einmal eine nordamerikanische Großstudie mit 1172 Bypass-Patienten heraus, die an 15 verschiedenen Herzzentren operiert worden sind: Dort lag die Durchschnittssterblichkeit bei 4,2 Prozent. Andere Untersuchungen zeigen, daß bei 10 bis 15 Prozent der Patienten im Zusammenhang mit der Operation ein Herzinfarkt auftritt, der in einem Teil der Fälle die Todesursache ist. Außerdem sind in mindestens einem Drittel der Fälle nach 3 Jahren auch die künstlichen Gefäßbrücken durch Arteriosklerose verschlossen. Worauf die Chirurgen pochen, das ist die Linderung oder sogar völlige Beseitigung der Beschwerden in zwei Drittel bis über drei Viertel aller Fälle. Es ist allerdings die Frage, wie lange diese Erfolge anhalten. Immerhin muß – gemäß einer Untersuchung aus Rotterdam – ein Drittel der »zunächst erfolgreich operierten Patienten« nachoperiert werden. Und auch andere Tatsachen lassen Zweifel an den Erfolgsmeldungen aufkommen:

»Fast die Hälfte derjenigen Patienten, die vor der Operation noch berufstätig waren, sind nach der Operation Rentner geworden«, faßt ein Fachblatt die Ergebnisse einer einschlägigen Tagung zusammen. In einer nordamerikanischen Übersicht heißt es, von den unter 55 Jahre alten Bypass-Patienten seien siebeneinhalbmal so viele in Pension wie bei der gleichaltrigen übrigen Bevölkerung; bei den über 55jährigen seien es sogar 11,3mal so viele.
Wenn ein Großteil der Operierten aber nur noch für den Schrebergarten tauglich ist, dann muß auch die Frage gestellt werden, ob sich der enorme Aufwand und das hohe Risiko lohnen. Gemäß diesen Zahlen sind ja nicht mehr Bypass-Patienten berufsfähig als nach überstandenem Herzinfarkt auch. Das ist mit ein Grund, warum heute vielfach empfohlen wird, möglichst alle konservativen Mittel einzusetzen, bevor operiert wird. Denn aus den geschilderten Tatsachen geht eindeutig hervor, daß der Bypass nur eine Operation gegen die Schmerzen ist, das heißt also rein symptomatisch wirkt.
Die aus jüngster Zeit vorliegenden Ergebnisse weisen überdies darauf hin, daß die Behandlung mit Betablockern, Nitraten und anderen Herzmitteln der Operation zumindest ebenbürtig ist. Vor allem liegt die Todesquote der nicht operierten keineswegs höher als die der operierten Patienten. Zieht man noch die Operationssterblichkeit ab, dann sind die konservativ Behandelten deutlich besser dran.
In einer Studie liegt die Todesquote bei einem Beobachtungszeitraum von fast 4 Jahren sowohl in der Medikamentengruppe wie in der Bypass-Gruppe bei

5 Prozent. Hingegen erlitten aus der Medikamentengruppe nur 5 Prozent einen Herzinfarkt, während von den Bypass-Patienten 14 Prozent davon betroffen wurden. Ähnliche Ergebnisse lassen sich auch aus anderen Untersuchungen ablesen.
Wie fragwürdig der aortokoronare Bypass ist, macht am deutlichsten der Umstand klar, daß die Kollateralenbildung bei Arteriosklerose im menschlichen Herzen besonders rasch vor sich geht. Eine Kollaterale ist aber nichts anderes als ein natürlicher Bypass: Kleine und kleinste Umleitungsgefäße wachsen heran und übernehmen die Blutversorgung, sobald eines der Hauptgefäße nicht mehr richtig funktioniert. Aufgrund der vorliegenden Forschungstatsachen besteht Grund zu der Annahme, daß dieses Notstromaggregat der Natur so hochwirksam ist, daß es überhaupt nie zu einem echten Durchblutungsmangel kommen kann, solange nur die großen Arterien im Herzen verengt sind. Wenn aber die Arteriosklerose der Kranzgefäße nicht die Ursache des Herzinfarkts ist, dann sind Bypass-Operationen doppelt fragwürdig. Die vorgestellten Ergebnisse stützen diese Ansicht.
Damit aber sind vorbeugende Blutumleitungen durch Operationen am offenen Herzen verantwortungslos. Die dabei erzielten Behandlungserfolge kommen nicht den Herzkranken, sondern nur den Statistiken zugute und ermuntern zu weiteren Eingriffen. Kein Wunder, wenn die Bypass-Industrie floriert ...
Daß Operationen wirklich um jeden Preis vorgenommen werden, zeigt besonders deutlich noch ein anderes Bypass-Beispiel: Beim sogenannten Dünndarm-

Bypass wurden sogar in fast 60 Prozent der Fälle lebensbedrohliche Komplikationen in Kauf genommen, nur damit die Operierten weiterhin ihrer Freßlust frönen konnten.
Bei dieser »Operation gegen die Fettsucht« werden etwa 90 Prozent des Dünndarms »stillgelegt«. Das geschieht auf die Weise, daß der Dünndarm in seinem oberen Teil durchtrennt und der Stumpf dann unten an die letzte Darmschlinge angeschlossen wird. Von den 4 bis 5 Metern Länge bleiben auf diese Weise nur etwa 50 Zentimeter in Funktion; der »unbrauchbare Rest« wird nutzlos im Bauchraum belassen.

Die Segnungen der Technik

Der Dünndarm ist danach so verkürzt und damit auch seine Innenfläche so sehr verkleinert, daß er nur mehr einen geringen Teil der gegessenen Nahrung verwerten kann. Deshalb verlieren die Patienten rasch an Gewicht, selbst wenn sie sich weiterhin hemmungslos den Bauch vollschlagen.
Natürlich geht diese operative Darmverkürzung nicht ohne Todesfälle ab. Die Patienten sterben während und gleich nach der Operation oder aber an den Folgen des Eingriffs – insgesamt etwa 5 Prozent der Operierten. Zu den gefürchteten Nebenwirkungen zählen ständiger Durchfall, Mangel an Mineralstoffen, Vitaminen und Aminosäuren sowie an den Eiweißbaustoffen, Magen- und Darmgeschwüre, Le-

ber- und Nierenschäden, starke Müdigkeit, nervliche und psychische Ausfallerscheinungen.
Viele Patienten kommen reumütig in die Klinik zurück und ersuchen darum, daß der außer Funktion gesetzte Teil des Darms wieder operativ angeschlossen und in Betrieb genommen wird, was allerdings nur noch bei jedem dritten oder vierten klappt. Von diesen aber hat dann schon nach kurzer Zeit ein Großteil wieder das alte Übergewicht.
Inzwischen gilt der Dünndarm-Bypass als überholt. Die Bauchchirurgen glauben eine elegantere Methode gegen die Freßsucht und ihre Folgen gefunden zu haben: Sie verschließen 90 Prozent des Magens, indem sie den größten Teil des Organs mit Metallklammern einfach abklemmen. In dem noch verbleibenden winzigen Magenbeutel hat dann zwangsläufig kaum noch Nahrung Platz, so daß die Patienten nur noch kleine Mahlzeiten einnehmen können. Die Freßsüchtigen haben aber längst gelernt, die Ärzte auszutricksen: Sie steigen auf flüssige Kalorien um. Bei einer anderen Methode wird an der inneren Krümmung des Magens eine kurze Röhre geformt, die den Speisebrei aufnimmt und dann langsam in den übrigen Magen entleert. In diesem Fall darf der Patient seiner Eßlust nicht mehr uneingeschränkt frönen, sondern muß eine vorgeschriebene Magendiät einhalten. Schlemmt er ungeniert weiter, muß er damit rechnen, daß sich Restmagen und Ausgang dehnen oder daß sogar die Naht aufreißt.
Erhebt sich die Frage: Wozu erst die Operation, wenn der Patient ohnedies lernen muß, beim Essen maßzuhalten?

Der Kampf gegen abnorme Fettsucht wird aber mit noch groteskeren Methoden geführt, zum Beispiel mittels der »Ballon-Gastroplastik«. Dabei wird dem Magen regelrecht eine Tasche umgeschnallt und dort festgenäht. Diese kann mit einer Kochsalzlösung wie eine Luftmatratze »aufgeblasen« werden. Dazu wird unterhalb im Bauch ein kleiner Behälter fixiert, der mittels eines kleinen Schlauchs mit der Ballontasche verbunden ist. Dann wird eine Nadel durch die Bauchdecke gestochen und der Behälter mit einer Spritze gefüllt, bis der Silikonballon durch die Kochsalzlösung aufgebläht ist. Dadurch wird der Magen zusammengedrückt und kann nur noch geringe Nahrungsmengen aufnehmen.

Der amerikanische Erfinder dieser Methode hat seine Gewaltkur, soweit bekannt, bisher noch nicht an Patienten ausprobiert. Nur Hunde mußten darunter leiden, von denen einige an einem völligen Magenverschluß zugrunde gingen. Es handelte sich aber, wie gesagt, bei diesen Versuchsopfern nur um Tiere . . .

Beim Menschen hat sich ein weitaus ungefährlicheres Verfahren bewährt: Man braucht den Freßlustigen nur den Kiefer chirurgisch zu verdrahten, und schon benötigen sie zumindest eine scharfe Beißzange, um sich die leckeren Häppchen in den Hals schieben zu können.

Zwar könnte man das auch ein wenig einfacher haben, aber wir leben nun einmal im Zeitalter der Naturwissenschaft und ihres siamesischen Zwillings, der Technik. Was machbar ist, wird auch gemacht, und warum sollte der »Fortschritt« ausgerechnet vor dem Menschen haltmachen?

8. Zur Grausamkeit erzogen

Die Ausbildung der Mediziner

Vor einiger Zeit habe ich in einem medizinischen Fachblatt einen Satz gelesen, der eigentlich Anlaß zu äußerster Beunruhigung sein müßte. Dort hieß es, daß ein Mediziner »90 Prozent dessen, was er gelernt hat, in der Praxis nicht braucht und 90 Prozent dessen, was er in der Praxis braucht, nicht lernt«.

Er lernt zum Beispiel, Tieren den Bauch auf- und den Kopf abzuschneiden. Und er wird dazu erzogen, daß er das Mitgefühl für andere Lebewesen ausschaltet. Mittlerweile hat ein beträchtlicher Teil der Studenten die Sinnlosigkeit solch einer Ausbildung begriffen. Sie beginnen zu rebellieren. Hamburger, Ulmer, Berliner, Mainzer und Heidelberger Studenten weigerten sich bereits, an Tieren grausame und nutzlose Experimente durchzuführen. Dafür forderten sie mehr Ausbildung am Krankenbett. Sie wurden allerdings von ihren Professoren eines Besseren belehrt: Es wurde ihnen vorgehalten, sie hätten das falsche Studium gewählt. Tierexperimente, so die Begründung, seien nun einmal ein wichtiger Bestandteil in der Ausbildung eines Mediziners. Für eine Ausbildung am Krankenbett habe man auch später als Assistenzarzt noch Zeit. Einzelne Studenten wollen jetzt von Gerichten wenigstens klären lassen, ob sie von ihren

Professoren zu den grausamen Tierexperimenten gezwungen werden können.
Dies ist jedoch nicht so einfach, wie der Medizinstudent Reiner Alting erfahren mußte. Er hatte beantragt, im physiologischen Praktikum von den Tierversuchen freigestellt zu werden. Seine Universität jedoch bestand darauf, daß der Student an den Experimenten mit lebenden Kaninchen und Fröschen teilnähme. Daraufhin ließ Alting über seinen Rechtsanwalt die Verwaltungsgerichte anrufen. Zuletzt lehnte der Verwaltungsgerichtshof in Mannheim eine Sachentscheidung im Schnellverfahren ab und verwies den Studenten auf den bereits schwebenden Hauptprozeß.
Solch ein Verfahren dauert oftmals viele Jahre, und Reiner Alting wird längst praktizierender Arzt sein, bis eine Entscheidung gefallen ist. Vorher aber wird er noch manchem Frosch den Kopf abschneiden müssen, sofern er nicht bereit ist, in ein anderes Studienfach überzuwechseln, wie es schon manche Studenten vor ihm wegen der geforderten Tierversuche getan haben. Die Lehrer bei den Experimenten sind nämlich in der Regel später auch die Prüfer bei den Examen ...
Wie brutal es bei diesen Experimenten zugeht, dokumentiert eine Arbeitsanleitung der Freien Universität Berlin. Es handelt sich dabei um Versuche an Fröschen, die im Rahmen des physiologischen Unterrichts Woche für Woche von Studenten durchgeführt werden müssen.
»Da in der medizinischen Forschung«, so heißt es in besagter Anleitung, »Eingriffe an lebenden Tieren

unvermeidlich sind, sollte auch der Student sie einmal vorgenommen haben.« Diese Versuche werden durchgeführt, um »elementare Lehrsätze experimentell zu verifizieren und durch eigene Anschauung dem Gedächtnis besser einzuprägen«. Auf gut deutsch: Der Student wird systematisch zur Grausamkeit erzogen.

In dieser Anleitung erscheint auch immer wieder das Wort »Dekapitation«. Auch das sollte übersetzt werden. Es bedeutet Enthauptung, Köpfung, deren Durchführung wiederum detaillierte Instruktionen vorangehen: »Der Frosch wird nach oben in der linken Hand gehalten; die vorderen Extremitäten liegen dabei zwischen Mittel- und Zeigefinger. Das stumpfe Blatt der großen Schere wird in die Maulspalte eingeführt und das Schädeldach mit raschem Schnitt möglichst weit caudal abgetrennt. Mit einer geraden Kopfsonde wird das Rückenmark durch Ausbohren zerstört.« Damit die Experimente reibungslos verlaufen, vor allem flüssig abgewickelt werden können, üben die Studenten erst einmal das Köpfen der Frösche, die einen mit Geschick, andere handeln sich dabei Tadel ein wegen ihrer Ungeschicklichkeit oder auch wegen ihres Zögerns.

Bei den sogenannten Reflexversuchen wird Fröschen das Gehirn zerstört, das Rückenmark aber erhalten, damit noch Reflexe möglich sind. Ein geübter Professor führt den Studenten die »Operation« vor, wie in diesem Falle das Zerstören des Gehirns umschrieben wird. Dazu benutzt er ein Streichholz, das er dem Frosch am Hinterkopf durch die Schädeldecke in das Gehirn treibt. Danach müssen die Studenten diesen

Vorgang üben. Gelingt dem Anfänger die »Operation« nicht auf Anhieb, was selten vorkommt, dann schreckt ihn meist das Zappeln und wilde Zucken des tödlich verwundeten Tieres, und er treibt dann das Streichholz immer tiefer in den Kopf und rührt damit so lange im Gehirn herum, bis das Zappeln aufhört.
Jetzt erst beginnt das eigentliche Experiment, »die Messung von Reflexzeiten in Abhängigkeit von der Reizintensität«. Das bedeutet nicht mehr und nicht weniger, als daß die Reaktionszeit um so kürzer ist, je größer der Reiz ist. (Das wußten schon die Ärzte im Mittelalter.)

Die Hemmung zu töten überwinden lernen

In besagter Anleitung steht natürlich auch, daß der Mensch Ehrfurcht vor allen Erscheinungsformen des Lebens haben soll. Nur für den Frosch gilt das bei den Berliner Professoren nicht. Heißt es doch in der Anleitung: »Der phylogenetische [entwicklungsgeschichtliche] Abstand zu Fröschen ist groß genug, um die Hemmung zu töten eher überwinden zu können.« Eine Schmerzempfindung des Frosches wird ebenfalls bestritten, auch wenn der Schrei des Frosches beim Köpfen nicht zu überhören ist. Und als ein Student einmal aufmuckte, wurde ihm vom Professor geantwortet: »Seien Sie doch froh, daß Sie hier nur Frösche und keine Katzen töten müssen.«
Wie hat doch der bereits zitierte Tierexperimentator

Professor Werner Koella in den Berichten des Bundesgesundheitsamtes festgestellt? »Ebenso ist es eine Frage des Glaubens, wenn verschiedene Gegner des Experimentierens an ›höheren‹ Tieren verlangen, daß man Versuche an ›schmerzlosen‹ Spezies durchführen soll. Wer und was für (wissenschaftliche) Befunde geben uns das Recht anzunehmen, daß z.B. der Regenwurm keine Schmerzsensation hat?«

Mit Fröschen müssen Studenten an allen Universitäten und Instituten Deutschlands experimentieren, wobei die Anleitungen für diese Experimente kaum anders sind als die in Berlin. Für Lehrzwecke werden neben Fröschen vielfach Mäuse, Ratten und Kaninchen eingesetzt, aber auch Katzen sind beliebt. Zur Demonstration von Kreislaufsituationen eignen sich nach Meinung der Hochschullehrer Hunde besonders gut. Pro Semester und Universität müssen Dutzende davon für einen Vorgang ihr Leben lassen, der durch einen gut gemachten Film viel anschaulicher und wirkungsvoller dargestellt werden könnte.

Forscht man dem Werdegang der tierexperimentell ausgerichteten Hochschullehrer nach, so kommt man dahinter, daß kaum einer von ihnen einmal als Arzt am Krankenbett gestanden ist. Die Erfahrungen, die diese Theoretiker an ihre Studenten weitergeben, sind meist im Tierversuch erworben. »Die etablierte medizinische Forschung«, schreibt der Arzt Herbert Stiller, »sucht die Krankheitsursachen nicht dort, wo sie entstehen, im Seelischen, im Sozialen, in der Umwelt, sondern dort, wo sie einseitig naturwissenschaftlich bleiben kann, wo sie meint, mit Tierversuchen weiterzukommen!«

So wird weiterhin an Symptomen herumgedoktert, die Krankheitsursachen aber bleiben unbekannt. Nach ihnen sucht die naturwissenschaftlich-experimentelle Medizin noch immer vorwiegend in Gehirnen und Organen von Versuchstieren, die dafür millionenfach geopfert werden.
Die Freiheit von Forschung und Lehre ist im Grundgesetz verankert. Doch was machen Forscher und Lehrer mit dieser ihnen grundgesetzlich garantierten Freiheit? Sie mißbrauchen sie. Wie sagte doch Hans Much vor fast 50 Jahren: 50 Prozent der Tierversuche sind erbärmliche Schinderei, und 45 Prozent sind Unfug. Professor Julius Hackethal ist derselben Meinung. Er sagte: »Vielleicht 5 Prozent, allerhöchstens aber 10 Prozent der derzeit in der Medizin gemachten Tierexperimente sind sinnvoll und damit vertretbar.«

Es geht ja schließlich um Arbeitsplätze . . .

Hackethal selbst hat auch schon Tierversuche durchgeführt, hatte an Schäferhunden Knochenverpflanzungen vorgenommen. Weil er Professor werden wollte, so gibt er zu. Er machte diese Experimente, obwohl sie vor ihm schon zigmal durchgeführt worden waren und massenweise Literatur darüber vorlag. »Aber das gab Pluspunkte beim Chef und schließlich den Titel Privatdozent.« Jetzt sagt dazu der Chirurg: »Es gibt Dinge, die nie verjähren. Und immer noch schleppe ich das mit mir herum.«
Warum eigentlich hält die naturwissenschaftlich-ex-

perimentelle Forschung und Lehre an dieser Schinderei und an diesem Unfug mit einer stur anmutenden Hartnäckigkeit noch immer fest? Die Antwort darauf ist einfach: Es ist die seit rund einem Jahrhundert festgefahrene Lehre, die keine Alternativen kennt und auch nach keinem Ausweg zu suchen bereit ist. Schließlich müßten ja die Fehler der Vergangenheit zugegeben werden; die Wissenschaft aber möchte stets fehlerfrei erscheinen, mit keinem Makel behaftet. So wird beharrlich das Althergebrachte weiter gelehrt. Und wer nichts anderes gelernt hat, der wird ebenso beharrlich wie schon seine Lehrer und deren Lehrer weiterforschen und weiterlehren und die Ursachen für die menschlichen Krankheiten weiterhin zielstrebig in den Gehirnen, Brustkörben und Bäuchen von Tieren zu entdecken suchen.
Nicht zuletzt ist es auch eine Frage der Existenz. Tausende von Forschern würden arbeitslos, wenn es den Tierversuch nicht mehr gäbe. Zudem ist es ein lukratives Geschäft. Hochschulprofessoren werden neben ihrer Tätigkeit in Forschung und Lehre überhäuft mit Aufträgen kleinerer Firmen, die aus Kostengründen selbst keine Tierversuche durchführen, und die Forscher in der Privatwirtschaft werden ohnehin hoch dotiert. Das ist auch ein Grund, warum die Jungmediziner so vehement in die Forschung drängen, wie die nachfolgenden Zahlen zeigen. Von 1960 bis 1970 nahm die Bevölkerung der Bundesrepublik um 9,4 Prozent zu, die Zahl der Ärzte in der freien Praxis stieg um 3 Prozent, in die Forschung und Verwaltung wanderten hingegen 37 Prozent der Mediziner ab. Die gute Bezahlung und der sichere Arbeitsplatz

dürften dabei eine ausschlaggebende Rolle spielen. Aber auch Neugier und Ehrgeiz dürften von nicht unerheblicher Bedeutung sein, wurden diese Antriebe doch schon während der Studienzeit mittels Tierversuchen geweckt.
Nicht nur, daß auf diese Weise dem Berufsstand der Tierexperimentatoren immer neue Mitglieder zugeführt werden. Bei Diskussionsveranstaltungen mit Medizinstudenten ist erschreckend deutlich geworden, welche andere Entwicklung dadurch gefördert wird: Die Vielzahl von Tierversuchen während der Ausbildung hat eine Gefühlsarmut bei den Studenten zur Folge. Sie werden unempfindlich für die Leiden und verlieren die Achtung vor dem Leben anderer.
So werden naturwissenschaftliche Mediziner ausgebildet. Wir aber brauchen dringender denn je echte Ärzte.

9. Mitgeschöpf oder Menschentier?

Moral mit doppeltem Boden

Gewalt gegen Menschen und Gewalt gegen Tiere haben – nicht nur in der Medizin – dieselbe Wurzel. Es hat wenig Sinn, Ethik-Kommissionen ins Leben zu rufen und über neue Wertvorstellungen im Umgang mit Kranken und Sterbenden zu diskutieren, solange es dabei um reine Äußerlichkeiten geht.

Wenn Naturwissenschaftler vom Menschen als der Krone der Schöpfung reden, handelt es sich meist um reine Lippenbekenntnisse. Schon Bernard Shaw hat eindringlich darauf aufmerksam gemacht, daß für Forscher dieses Schlages der Mensch nichts weiter ist »als ein höherentwickeltes und infolgedessen interessanteres Versuchskaninchen und Wirbeltier als der Hund«; weshalb sollte er dann »das Menschentier heiliger halten als andere Tiere«?

Für den echten Arzt kann die Frage doch nicht sein, wie »hochentwickelt« oder gar wie intelligent ein Geschöpf ist, sondern nur, ob es und wie sehr es leiden kann. Aber um diese Frage zu stellen, müssen Wertvorstellungen vorausgesetzt werden, die in der Naturwissenschaft keinen besonderen Stellenwert genießen. Wenn die Entstehung des Lebens auf einen rein mechanistischen Evolutionsprozeß zurückgeführt wird, allein durch Zufall und Auswahl bedingt, dann kann es auch mit der Ethik, die in solch einer Weltanschauung wurzelt, nicht weit her sein. Wie soll eine Theorie, die gemäß den Worten Shaws »weder Sinn noch Zweck, noch Leben oder irgend etwas Menschliches, noch aber etwas Göttliches an sich hat« wie eine ausschließlich aus Physik und Chemie hergeleitete Evolution, die Idee der Mitgeschöpflichkeit, der Brüderlichkeit, der Liebe in diese Welt bringen?

Der heilige Franz von Assisi hat sich auf das Christuswort berufen: »Was ihr für einen der geringsten meiner Brüder getan habt, das habt ihr mir getan.« Für ihn war es selbstverständlich, daß wir selbst das geringste Tier zu unseren Mitgeschöpfen rechnen müssen.

Doch auch wenn wir jede transzendente Ethik, obwohl sie heute immer mehr Anhänger gewinnt, außer acht lassen und der Wertordnung der Tierexperimentatoren folgen, wonach der Wissenschaftler zugunsten leidender Menschen auch Tiere quälen muß, dann bleiben immer noch die Probleme der philosophischen Ethik bestehen. Schon Plutarch hat gefordert, daß wir, um Barmherzigkeit gegen die Menschen zu lernen, auch barmherzig gegen andere Lebewesen sein sollten. Immanuel Kant hat darauf hingewiesen, daß die gewaltsame und grausame Behandlung von Tieren deshalb so bedenklich sei, »weil dadurch das Mitgefühl an ihrem Leiden im Menschen abgestumpft und dadurch eine der Moralität im Verhältnis zu anderen Menschen sehr dienende natürliche Anlage geschwächt und nach und nach ausgetilgt wird ...«

Demgegenüber müssen die Beteuerungen der Forscher wie eine Moral mit doppeltem Boden erscheinen. Einmal ganz davon abgesehen, daß die weit überwiegende Zahl der Tierversuche wissenschaftlich fragwürdig und erkenntnistheoretisch unsinnig ist: Man muß die Frage stellen, inwieweit Menschen Leiden in solch unvorstellbarem Ausmaß mit ansehen und miterleben können, ohne daß ihr Mitgefühl für das Leiden der Kreatur insgesamt abstumpft und »nach und nach ausgetilgt wird«. Professor Bernhard Grzimek hat darauf hingewiesen, daß die Ausrede, es handle sich ja »nur um Tiere«, nicht gilt: »Ihre Schmerzen sind viel fürchterlicher als die unseren, denn sie müssen blind und dumpf erleiden, sie wissen nicht, warum und wofür. Sie haben keinen Trost.«

Aber es wird uns ja eingeredet, daß Tierversuche notwendig seien, um Medikamente nicht am Menschen erproben zu müssen. Unter solchem Gesichtspunkt sind die Ergebnisse von Umfragen zu sehen, aus denen hervorgeht, daß nur 18 Prozent der Bundesbürger gegen Tierversuche in der medizinischen Forschung sind. Und auch von diesen – so wurde verlautbart – habe die Hälfte ihre Vorbehalte aufgegeben, sobald man ihnen klargemacht habe, daß es sich zu 90 Prozent nur um Versuche mit Ratten und Mäusen handle. Es ist demnach angebracht, von »Untertieren« zu sprechen, denn mit solchen »niedrigen« Arten braucht man natürlich keinerlei Mitleid zu haben ...

Diese Information sagt meiner Überzeugung nach mehr über Zeitgeist und Ethik aus als jede gelehrte Abhandlung. Da gibt es also Menschen, denen gebricht es an Mitleid, wenn es sich um Mäuse und Rat-

ten handelt. Andere mögen Katzen nicht, wieder anderen tun Hühner oder Schweine nicht leid. Und sicherlich gibt es so manchen, den der Schmerzensschrei eines Tieres überhaupt nicht berührt.
Ja glaubt man denn ernsthaft, daß Mitgefühl mit der leidenden Kreatur teilbar ist? Bildet man sich wirklich ein, daß die radikale, brutale, gewalttätige Medizin unserer Tage einer anderen Geisteshaltung entspringt als das rücksichtslose »Verbrauchen« von Versuchstieren?

Wann erhebt sich der Sturm der Entrüstung?

Und ich möchte gern erfahren, was all die vielen Befürworter der Tierexperimente sagen würden, wenn sie wüßten, daß dadurch keineswegs der Sieg über Krebs und Herzinfarkt erfochten wird, wie ihnen das immer wieder vorgegaukelt wird. Ich möchte wissen, was die Öffentlichkeit über die Tierversuche bei Lehrdemonstrationen, für die Herstellung von Luxusgütern etwa in der Kosmetikindustrie oder in der militärischen Forschung denken würde, wenn sie im Detail darüber informiert wäre.
Es ist höchste Zeit, sich eine Vorstellung davon zu machen, welcher Sturm der Entrüstung sich in der Öffentlichkeit erheben würde, wenn ihr die Wahrheit über Tierversuche und Tierexperimentatoren ungeschminkt zur Kenntnis käme. Nicht ohne Grund habe ich im ersten Teil dieses Buches versucht, die Hintergründe auszuleuchten. An dieser Stelle möchte

ich noch auf ein anderes Problem eingehen, das sichtbar macht, wie doppelbödig die Moralvorstellungen der Tierexperimentatoren und ihrer Helfershelfer sind. Die Rede ist vom Geschäft mit den Versuchstieren.

Es handelt sich dabei um eine blühende Branche, deren Treiben den Augen der Öffentlichkeit weitgehend verborgen bleibt. Die Zuchtanstalten und die Tierhändler können gar nicht so viele Tiere heranschaffen, wie in den Versuchslabors »verbraucht« werden. Die Tiere aus dem Versuchstierhandel sind dabei am meisten gefragt, denn sie haben einen besonderen Vorteil gegenüber den Tieren aus den Zuchtanstalten, die dort speziell für die Tierexperimentatoren gezüchtet und aufgezogen werden. Diese Tiere sind viel billiger. So kostet eine Katze beim Versuchstierhandel höchstens 60 Mark und ein Hund 120 Mark. Tiere aus Zuchtanstalten sind um ein Vielfaches teurer. Eine Katze kostet dort rund 600 Mark, ein Beaglehund 1700, selbst ein Kaninchen noch etwa 80 Mark, eine Ratte zwischen 10 und 16 Mark und eine Maus rund 5 Mark.

Diese gewaltigen Preisunterschiede verleiten die Tierexperimentatoren sowohl in staatlichen Instituten als auch in privaten Labors dazu, die Versuchstierhändler zu immer größeren Lieferungen zu animieren. Da auf dem Markt jedoch längst nicht so viele Tiere angeboten werden, wie die Händler verkaufen könnten, werden die Tiere einfach gestohlen.

In den Regionalteilen der Tageszeitungen liest man immer wieder Meldungen, daß da und dort auffallend viele Katzen verschwunden seien. Einige Beispiele: In der Umgebung von Grafing bei München verschwanden innerhalb weniger Wochen etwa 40 Katzen, in Freising innerhalb weniger Tage 15 Hauskatzen. Im Raum Nürnberg wurden ebenfalls innerhalb weniger Tage über 100 Hauskatzen als vermißt gemeldet, zur gleichen Zeit in Erlangen 53 Tiere, und in Merl kamen in einer einzigen Straße in einer Nacht 7 Katzen abhanden. Bei Hunden ist es nicht anders. Vor allem die Zeitungen in den ländlichen Bezirken warnen die Bevölkerung vor Hundefängern.

Ein Händler verkaufte in knapp zwei Jahren insgesamt 4054 Hauskatzen an Versuchstierlabors in ganz Deutschland. Lieferanten waren vor allem Rentner und Arbeitslose, aber auch Studenten und sogar Hausfrauen. Und wird einmal jemand erwischt, dann ist so ein Tierdieb um Ausreden nicht verlegen. »Die ist mir zugelaufen«, heißt es dann oder: »Ein Bauer hat mir die Katze geschenkt.« Ein Bauer wird aber nie eine Katze zwei Jahre lang füttern und dann verschenken. Die Katzen, die von den Versuchslabors gekauft werden, müssen nämlich zwei Jahre alt und mindestens 2,5 Kilogramm schwer sein. Zahm und gesund sollten sie ebenfalls sein. Die Händler zahlen ihren Lieferanten zwischen 5 und 15 Mark für ein Tier.

Und was sagt das Gesetz dazu? Das Tierschutzgesetz schreibt zwar vor, daß die Versuchslabors Namen und Anschrift derjenigen Person festzuhalten haben, die Tiere zu Versuchszwecken verkauft. Der Anbieter ist in allen Fällen ein Tierhändler, und deren Namen und Anschriften sind in allen Labors bestens bekannt. Also ist dem Gesetz Genüge getan. Die Gesetzeshüter kümmern sich jedoch nicht darum, woher der Händler seine Tiere bezieht. Sollte von einem Händler einmal eine Kaufbescheinigung verlangt werden, so bietet auch diese keine Sicherheit. Es ist schon vorgekommen, daß Kaufbescheinigungen von Kindern unterzeichnet wurden oder von Hasen auf Katzen umfunktioniert worden waren.

Sind Tierexperimentatoren Hehler?

Selbstverständlich weisen die Leiter der Versuchstierlabors jede Anschuldigung, für ihre Zwecke gestohlene Tiere zu kaufen, entrüstet zurück. Daß sie jedoch nicht so unwissend sind, beweisen eindeutig verschiedene Dokumente. So schreibt ein gewisser Dr. Gruber von der Tierhaltung der Universität in Konstanz an Frau Brigitte J. in München: »Hoffentlich hat sich Ihr schwarzer Kater wieder eingefunden. Ihr Verdacht, das Tier könnte durch einen Zubringer der Versuchstierhändler gestohlen worden sein, ist leider nicht unberechtigt. Die Gesellschaft für Versuchstierkunde hat aus diesem Grunde auf ihrer Jahrestagung in Heidelberg 1979 eindringlich alle tierexperimentell tätigen Institutionen aufgefordert, keine Tiere in den Versuch zu nehmen, die aus privaten häuslichen Bereichen stammen könnten. Leider gibt es immer noch Institute an Universitäten und pharmazeutischen Firmen, die sich aus Kostengründen nicht an diese Empfehlung halten.«

Das Gesetz bezeichnet es eindeutig als Hehlerei, wenn wissentlich gestohlene Ware angekauft wird. Das »wissentlich« konnte den Tierexperimentatoren von den Tierschützern zwar noch nie nachgewiesen werden, sie haben diese jedoch schon in aller Öffentlichkeit als »Hehler« bezeichnet, ohne daß einer je geklagt hätte. Da wurde zum Beispiel der Hund Bello der Zugehfrau eines berühmten Herzchirurgen gestohlen. Weinend wandte sich die Frau an den Chirurgen, der sich dann mit der Versuchstierhaltung eines großen Klinikums in Verbindung setzte. Innerhalb von Minuten war Bello bei einem Händler aufgespürt. Der Hund war dem Klinikum von dem Händler bereits avisiert worden. Aber auch in diesem Falle kann man den Experimentatoren nicht nachsagen, daß sie von dem Diebstahl des Hundes gewußt hätten.

Wie viele Tiere für Experimente vom Versuchstierhandel noch bezogen werden, verdeutlicht eine Statistik des Bundesverbandes der Pharmazeutischen Industrie für das Jahr 1977. In diesem Jahr wurden für Experimente 80 Katzen aus eigenen Zuchten verwendet, 792 wurden von Versuchstierzuchten gekauft und 17241 vom Versuchstierhandel. Ähnlich war es bei mischrassigen Hunden, von denen 65 von Versuchstierzuchten und 8125 von Versuchstierhändlern gekauft wurden. Rechnet man den Bedarf der Max-Planck-Gesellschaften und der Universitäten hinzu, dann dürften sich die Zahlen gut verdoppeln. Nach Informationen von Tierschutzorganisationen sind im Jahre 1977 rund 30000 Katzen gestohlen worden. Auch rund 50 Prozent aller bei Experimenten »verbrauchten« Hunde dürften aus dunklen Kanälen stammen.

Sieht man einmal von den Schmerzen der Tiere, die so vielen Leuten ohnedies nicht leid tun, ab: Es bleibt die Tatsache, daß ein Lebewesen, das aus der anonymen Masse herausgehoben worden und zum unersetzlichen Partner eines Menschen geworden ist, diesem gestohlen wird. Wie oft sind diese Bellos und Muschis die einzigen Freunde einsamer alter Menschen, bevor sie in die Folterkammern gelangen. Und dort werden sie in Empfang genommen von sogenannten Dienern der Wissenschaft, die beredt von Ethik zu sprechen wissen und sich offenbar nicht das Geringste dabei denken, wenn sie Tiere »in den Versuch nehmen« (Fachjargon), denen man vorher die Halsbänder abgenommen hat, die sie als Haustiere auswiesen.

Wem schon die »minderwertigen Tiere« nicht leid tun oder wer ihr Opfer als zwar bedauernswert, aber unerläßlich ansieht, der sollte wenigstens an jene seiner hochentwickelten Artgenossen denken, deren vierbeiniger Freund auf einmal nicht mehr nach Hause kommt. Das tiefe Leid dieser Menschen verbindet sich mit der grauenhaften Vorstellung, daß einem Geschöpf, das bisher nur Liebe und Zärtlichkeit gekannt hat, jetzt entsetzliche Qualen zugefügt werden. Man mag ruhig über meinen Aberglauben lächeln, wenn ich sage: Es ist für mich unvorstellbar, daß solche Greuel und solches Leid nicht auf uns zurückfallen ...

III. Teil

Die anderen Waffen der Medizin

1. Die machbaren Wunder

Warum es ohne Alternativen nicht geht

Es ist die vornehmste Aufgabe der Medizin, Leid und Schmerzen zu bekämpfen. Wie ist es damit zu vereinbaren, daß heute eben durch diese Medizin immer mehr Leid und Schmerzen hervorgerufen werden?

Ich habe den Hang zu radikalen Therapien geschildert, durch den die moderne Medizin ihr besonderes Gepräge erhalten hat, und ich habe versucht, die Ursachen dieser Entwicklung aufzuzeigen. An dieser Stelle muß einer der Gründe dafür besonders hervorgehoben werden: das Scheitern der Behandlungsmethoden aus dem Arsenal der Notmedizin an den chronischen Krankheiten.

Die Heidelberger Sozialmedizinerin Frau Professor Maria Blohmke hat aufgezeigt, daß die moderne Medizin in einer rein statistischen Bilanz, sozusagen unter dem Strich, keine Erfolge aufzuweisen hat. Denn was durch die Fertigkeit der Chirurgen, durch hygienische und durch antibiotische Feldzüge erreicht werden konnte, ist durch das Versagen im Kampf gegen die Herz-Kreislauf-Krankheiten, gegen den Krebs, die Erkrankungen des rheumatischen Formenkreises, die chronischen Lungen- und Leberleiden längst wieder ausgeglichen worden.

Je größer die Mißerfolge, um so radikaler wurden die

Maßnahmen. Nicht daß ich der Meinung wäre – ich kann es nur immer wieder wiederholen –, wir könnten auf diese aggressiven Methoden einfach verzichten. Wir können und wir dürfen es auf keinen Fall, es kann nicht oft und deutlich genug gesagt werden.
Aber der in vielen Fällen unverzichtbare dramatische Eingriff darf nicht Routine sein, er muß der Weisheit letzter Schluß bleiben. Um das zu erreichen, ist es vonnöten, daß Behandlungsmethoden zur Verfügung stehen, deren Anwendung einschneidende Maßnahmen weitgehend überflüssig machen kann. Das ist die Zielsetzung der alternativen Medizin, und auch wenn dieses Ziel zu hoch gesteckt sein sollte, wäre es kein Nachteil. Im Gegenteil, wenn auch nur ein Funken Hoffnung besteht, sollten zuerst die Methoden der Erfahrungsmedizin zum Einsatz kommen, bevor die scharfen Geschütze der Notmedizin aufgefahren werden. Bei der »Medizin der letzten Instanz« muß man auch erhebliche Risiken und Nebenwirkungen in Kauf nehmen. Es bedarf aber reiflicher Überlegung, ob man die mit dem Eingriff verbundenen Nachteile schon in früheren Stadien gutheißen kann. Die Rechtsprechung hat eindeutig klargemacht, daß die Anwendung möglichst schonender Verfahren das erste Gebot in der Medizin sein muß.
Die Methoden der Erfahrungsmedizin sind auf die chronischen Krankheiten regelrecht zugeschnitten, weil die Entstehungsprozesse dieser Leiden ihre Entwicklung bestimmt haben. Sie greifen dort an den Ursachen an, wo die Notmedizin nur Symptome beeinflussen kann. Und sie sind so schonend, wie das unter der Maxime der Wirksamkeit möglich ist.

Natürlich kann es eine völlig harmlose Therapie nicht geben. Wer behandelt, begeht eine Handlung am Kranken – und diese ist immer mit einem Risiko verbunden. Dasselbe gilt sogar für diagnostische Maßnahmen. Es soll schon vorgekommen sein, daß ein Patient beim Blutdruckmessen tot umgefallen ist. Denn auch dieser wirklich harmlose »Eingriff« ist meist mit Aufregung verbunden, und diese kann z. B. für ein vorgeschädigtes Herz tödlich sein.
Wenn hier also von den schonenden und weitgehend unschädlichen Anwendungen der Erfahrungsmedizin die Rede ist, dann ist das immer in diesem Sinne gemeint. Auf jeden Fall sind diese Methoden erheblich ungefährlicher als die meisten der von der modernen Medizin angewandten Maßnahmen. Wenn dennoch Schäden gesetzt werden, wie das in dem einen oder anderen Fall ausnahmsweise geschehen ist, muß zunächst einmal geprüft werden, ob der Arzt nicht seine Sorgfaltspflicht verletzt hat. Kunstfehler dürfen aber niemals einer Methode zur Last gelegt werden.
Die Behandlungsmethoden der Erfahrungsmedizin haben freilich seit jeher mit dem Problem zu kämpfen, daß sie nicht den theoretischen Vorstellungen der Lehrbuchmedizin entsprechen. Bekanntlich wird aber von der Schulmedizin alles, was nicht ihr Gütesiegel trägt, abgelehnt und oft sogar heftig angegriffen. Offenbar hält man es für ein Markenzeichen der Elite, den Diskurs mit anderen Richtungen – Voraussetzung jeder echten Wissenschaft – zu verweigern.
Neuerdings gibt es allerdings in diesem permanenten Feldzug gegen Andersdenkende Gruppen, die einen

sektiererischen Anstrich nicht verleugnen können. Sie bestreiten einerseits, daß die alternativen Behandlungsmethoden mehr als einen suggestiven Effekt haben, und versuchen der Öffentlichkeit andererseits einzureden, daß sie gefährlich seien. Jenes eigentümliche, der Schulmedizin immanente Zwangsverhalten, das nach Unterdrückung und Verbot mißliebiger Meinungen drängt, ist hier ganz besonders ausgeprägt. Kein Argument scheint zu billig, keine Beschimpfung zu minder.

Die sechs meistverleumdeten Therapien

Es ist mir deshalb ein Anliegen, die sechs in letzter Zeit am meisten verleumdeten Heilverfahren aus dem Bereich der Erfahrungsmedizin noch einmal in einem Abriß darzustellen. Alle diese Methoden sind geeignet, jene Erfolge zu erzielen, die ich in einem früheren Buch als die »machbaren Wunder« bezeichnet habe.

In einem anderen Buch unter dem Titel »Vermeidbare Operationen« habe ich vor nunmehr bereits acht Jahren gefordert: »Es muß zur Selbstverständlichkeit werden, eine arterielle Durchblutungsstörung wie das ›Raucherbein‹ durch Injektionen mit einem Ozon-Sauerstoff-Gemisch in die Arteria femoralis in der Leistenbeuge zu behandeln. Und zwar vor jeder Operation – denn die Operation wird danach häufig nicht mehr notwendig sein.«

Abertausenden hat die Ozontherapie seither eine

Amputation erspart. Aber Hunderttausenden ist sie immer noch vorenthalten worden.
Und ich habe geschrieben: »Es muß zur Selbstverständlichkeit werden, eine Trigeminusneuralgie durch eine Injektion mit einer prokainhaltigen Lösung an die Trigeminuswurzel zu behandeln. Und zwar vor jeder Operation – denn diese Operation wird danach oft nicht mehr notwendig sein.«
Es ist nicht überschaubar, wie groß das Heer jener Patienten ist, denen seither durch die Neuraltherapie mit Prokain geholfen werden konnte. Aber dennoch hat diese Therapie erst in Teilbereichen der Klinik Einzug gehalten.
Ähnliches gilt in Abwandlungen für die Akupunktur, für die Zelltherapie, für die Behandlung von Angina pectoris und Herzinfarkt mit Aderlaß und Strophanthin. Obwohl alle diese Therapien auf dem Vormarsch sind, obgleich sich immer mehr Ärzte und Patienten von ihren Vorzügen überzeugen konnten, wird die ablehnende Front der Orthodoxen immer eisiger. Oder sollte ich besser sagen: *Weil* die Erfolge nicht mehr zu übersehen sind?
Die Schulmedizin versagt ihr, was sie »wissenschaftliche Anerkennung« nennt. In Wirklichkeit verbirgt sich aber hinter diesem hohen Anspruch nichts weiter als die allgemeine Zustimmung der medizinischen Standesfürsten. Mehr und mehr müssen sich die Gerichte mit dieser Frage auseinandersetzen, zuletzt hat der Bundesgerichtshof unmißverständlich klargemacht, daß die Beurteilung der Anerkennung nicht von solch einem Konsens abhängig gemacht werden könne:

Solange die Ursache einer Krankheit »nicht erforscht ist und jede Art der Behandlung daher zwangsläufig experimentellen Charakter hat, ohne daß der Nachweis medizinischer ›Richtigkeit‹ geführt werden kann«, so lange könne »auch die von der überwiegenden Zahl der Ärzte und Krankenanstalten geübte Behandlung nicht als wissenschaftlich allgemein anerkannt bezeichnet werden . . .«
Demnach hat heute die Therapie der meisten chronischen Krankheiten experimentellen Charakter und ist ohne wissenschaftliches Fundament. Ihre Ursachen liegen weitgehend im dunkeln und werden durch Korrelationsstatistiken nur mangelhaft erhellt. In vielen Fällen ist die etablierte Medizin mit ihrem Latein buchstäblich am Ende. Das wird von vielen verantwortungsbewußten Ärzten klar erkannt – und unter der Hand auch zugegeben.
Dennoch besteht der Alleinvertretungsanspruch der Schulmedizin weiterhin. Abgelehnt wird jede alternative Methode auch dann, wenn »im Einzelfall ein Behandlungserfolg erzielt wurde«: Die sogenannte wissenschaftliche Anerkennung hat also Vorrang sogar gegenüber dem Heilerfolg!
Doch der Stand der Wissenschaft ist grundsätzlich kontrovers. Ein Festschreiben durch eine Schule ist erkenntnistheoretisch unmöglich und juristisch gesehen unstatthaft. Denn eine Festlegung auf den Status quo würde ja nichts anderes bedeuten als einen Stillstand der Medizin, ein Ende der Weiterentwicklung der Heilkunde. Über solch eine Konsequenz braucht man ja wohl kein weiteres Wort zu verlieren.
Deshalb fordert der Gesetzgeber die Methodenfrei-

heit in der Medizin, und die Rechtsprechung forciert in jüngster Zeit zunehmend diese Bestrebungen: Die Schulmedizin genießt keine Vorrangstellung vor anderen medizinischen Richtungen, und deren Anerkennung darf nicht von der Zustimmung der Schulmediziner abhängig gemacht werden. Insbesondere in der heiklen Frage der Kostenerstattung durch die Krankenkassen haben Grundsatzentscheidungen klargestellt, daß auch »nicht allgemein anerkannte« Behandlungsmethoden erstattungspflichtig sind.

Verordneter Mißbrauch

Vielleicht auf keinem anderen Gebiet wird die Notwendigkeit einer Alternative zur etablierten Medizin so deutlich wie auf dem Arzneimittelsektor. Das Medikament ist zum großen Fetisch geworden, und viele Ärzte verfolgen inzwischen mit Sorge ihr eigenes Tun. Mißbrauch und damit Abhängigkeit von Medikamenten ist verordneter Mißbrauch, und zwar vom Arzt verordneter Mißbrauch.

Es müßte längst eine Selbstverständlichkeit sein, daß den Asthmakranken durch den Einsatz von Methoden der Erfahrungsmedizin die verheerenden Cortison-Nebenwirkungen erspart werden.

Es müßte eine Selbstverständlichkeit sein, daß depressive Patienten oder sonst psychisch Kranke durch den Einsatz alternativer Methoden nicht mehr auf suchterzeugende und persönlichkeitsverändernde Drogen angewiesen sind.

Es müßte eine Selbstverständlichkeit sein, daß man Schmerzkranken z. B. durch gezielte Störfeldbehandlung mit Prokain eine Langzeittherapie mit gefährlichen Chemikalien erspart – ist doch die Behandlung der chronischen Schmerzkrankheiten eine Domäne der Erfahrungsmedizin.
Der Staatsrechtler Professor Günther Küchenhoff hat darauf hingewiesen, daß die Unterlassung einer Behandlung strafbar sei, einerlei ob es sich um sogenannte anerkannte oder nicht anerkannte Verfahren handelt. Jeder Arzt, der auf seiner lehrgemäßen Methode besteht und andere, möglicherweise rettende Behandlungsweisen nicht anwendet, handelt widerrechtlich. Denn das Wohl des Kranken ist das höchste Gesetz:
Der Kranke hat ein Recht auf die bestmögliche Behandlung, und es ist die Pflicht jedes Arztes, ihm diese über alle wissenschaftlichen Ideologien hinweg angedeihen zu lassen. Dennoch ist die Vorherrschaft der aggressiven Medizin nach wie vor ungebrochen.
Die Schilderungen im zweiten Teil dieses Buches konnten nur einen Ausschnitt aus der Palette der modernen Medizin vor Augen führen, wobei ich mich, um den Kern des Problems sichtbar zu machen, auf besonders einschneidende Maßnahmen konzentrieren mußte; ich kann keinen Anspruch auf Vollständigkeit erheben. Welchen Risiken müssen sich die Patienten beispielsweise heute allein durch solche Maßnahmen aussetzen, die nur der Diagnose dienen? Wenn man bedenkt, was auf diesem Gebiet alles in Kauf genommen wird, will es einem besonders

unbegreiflich erscheinen, auf welche Weise fanatisch gesinnte Gruppen gegen die Erfahrungsmedizin zu Feld ziehen. Hingegen hat man noch nie gehört, daß sie Nutzen und Risiko der Radikalmedizin auf dem Gebiet der chronischen Krankheiten gegeneinander abgewogen hätten. Hier, wo sich solch ein reiches Betätigungsfeld auftut, herrscht eitel Zustimmung. Welche Zwecke verfolgen die eingefleischten Widersacher jeder alternativen Richtung in der Medizin wirklich?

Damit Sie sich selbst ein Urteil bilden können, möchte ich Sie auf den nächsten Seiten über die wichtigsten Voraussetzungen der »machbaren Wunder« informieren.

2. *Eine scharfe Waffe gegen die ›weiße Pest‹*

Aderlaß-Therapie

Christoph Wilhelm Hufeland, einer der großen Ärzte von einst, hat die Vermutung ausgesprochen, daß die Herzkrankheiten nur deshalb so sehr hätten zunehmen können, weil der Aderlaß aus der Mode gekommen sei. Wir schütteln vielleicht den Kopf darüber, daß er schon im 19. Jahrhundert eine beängstigende Zunahme der Herzkrankheiten registriert hat; waren doch die damaligen Verhältnisse auf diesem Gebiet im Vergleich mit der heutigen Situation geradezu paradiesisch.

Wir sollten aber vor allem einmal zur Kenntnis nehmen, daß echte Kenner ein Heilverfahren wie den Aderlaß hoch genug einschätzten, um ihm eine Schutzfunktion vor Herzkrankheiten zuzusprechen. Aus der Mode gekommen war er ja nur deshalb, weil damit hemmungsloser Mißbrauch getrieben worden war. Wie bei anderen Methoden auch, war auf den Erfolg die Übertreibung und darauf schließlich die Ablehnung gefolgt.

Das Beispiel ist besonders gut geeignet, Nachteile und Vorzüge einer naturwissenschaftlich betriebenen Medizin aufzuzeigen. Von Nachteil ist die Mißachtung der Erfahrung; bekanntlich erkennen die Vertreter der Naturwissenschaft nur das an, was sie durch Experimente als »gesichert« wähnen. Der Aderlaß aber war als mittelalterliche Behandlungsmethode verpönt, und kaum ein Arzt kam auf die Idee, auf dieser Grundlage experimentelle Forschung zu betreiben. Andererseits verdanken wir es der endlich doch (wenn auch aus anderen Motiven) in die Wege geleiteten naturwissenschaftlichen Forschung, daß wir heute Möglichkeiten und Grenzen dieser Therapie richtig einzuschätzen in der Lage sind. Gerade in der jetzigen Situation handelt es sich um eine unschätzbare Waffe der Medizin, weil sie auf jenes System des Organismus einwirkt, in dem Wohlstandskrankheiten ursächlich entstehen. Aber wir wissen auch über die Kontraindikationen Bescheid, jene Gegenanzeigen, die eine Anwendung verbieten. Sie müssen genau beachtet werden, wenn diese Therapie nicht als gefährlich in Verruf geraten soll.

Heute feiert der Aderlaß – wenn auch teilweise unter anderem Namen – wieder fröhliche Urständ. Die Renaissance war möglich geworden, weil sich die Forschung einem lange Zeit weitgehend unbeachtet gebliebenen System unseres Körpers zugewandt hatte: der Mikrozirkulation.

In der Fachpresse ist nachzulesen, daß in der modernen Medizin erst in den letzten Jahren die Bedeutung von Störungen der Mikrozirkulation für die Herz-Kreislauf-Krankheiten erkannt worden ist. Doch die Aufgabe des Kreislaufsystems erfüllt sich ja erst in der sogenannten Endstrombahn: Der Kreislauf der kleinen und kleinsten Gefäße ist Voraussetzung für den Stoffaustausch zwischen Blut und Organzellen.

Die Blutadern des Körpers verästeln sich in rund 50000 Kilometer Kapillaren, wie die haarfeinen Verteilergefäße genannt werden. Diese Kapillaren gehen von einem arteriellen in einen venösen Schenkel über, wodurch der Blutkreislauf zwischen arteriellem und venösem Teil geschlossen ist. Wie aber gelangen Sauerstoff und Nährstoffe unter diesen Verhältnissen aus dem Blutstrom hin zu den Zellen, die ja keinen direkten Anschluß an die Gefäße besitzen?

Der Saftaustausch – Blutwasser mit den darin gelösten Nährstoffen – wird durch »Poren« in den Wänden der Kapillargefäße ermöglicht, durch die – aufgrund der herrschenden Druckverhältnisse – der Nährstoff-Saft aus dem Blut in das Zwischenzellgewebe austritt. Dieses ist Bestandteil des sogenannten weichen Bindegewebes, das überall im Körper die Organzellen umgibt und ihnen, unter anderem, auch als »Futtertrog« dient. Andererseits nimmt es die von den Zellen ausgeschiedenen Stoffwechselschlacken auf und leitet sie weiter in den venösen Anteil der Kapillaren oder – je nach Größe – in die Lymphgefäße.

Demnach ist die Mikrozirkulation, worunter man die Durchströmung der Kapillaren sowie den Gewebesaftstrom zwischen dem Blut und den Organzellen versteht, der eigentliche Zweck, der Endzweck des Blutkreislaufs. Die Kreislaufforscher aber haben ihr Interesse bisher zu einseitig nur auf die großen Gefäße beschränkt, wie neuerdings kritisch angemerkt wird. Es ist ein Fortschritt, daß nun wenigstens die Mikrozirkulation in die Forschung mit eingeschlossen ist. Dabei haben sie erkannt, »daß es keineswegs genügt, Verengungen und Verschlüsse an den größeren Gefäßen zu beseitigen, um eine Ischämie (Blutmangelsituation) zu beheben, sondern daß der Blutkreislauf in den kleinen und kleinsten Gefäßen entscheidend ist« (aus einem einschlägigen Kongreßbericht).

Durch solche Erkenntnisse wurde in jüngster Zeit der Blick vermehrt auf die Fließeigenschaften des Blutes gelenkt. Diese hängen weitgehend davon ab, wie »dick« das Blut ist: Je dünnflüssiger, desto besser sind die Fließeigenschaften, insbesondere in den Kapillaren – und zwar völlig unabhängig von Arteriosklerose und sonstigem Zustand der großen Gefäße.

Der Wert, der uns warnen sollte

Damit sind wir beim sogenannten Hämatokrit angelangt, einem Begriff, den sich ein jeder einprägen sollte, weil er mehr als fast alle anderen Meßwerte über die Fließeigenschaften des Blutes verrät. Man versteht darunter den Anteil der roten Blutkörperchen am Blutvolumen des Kreislaufs. Ein Hämatokrit von beispielsweise 50 Volumensprozent besagt, daß die Hälfte des Blutes aus diesen Eiweißkörpern besteht. Es ist dann verhältnismäßig dickflüssig.

Heute wird ein Hämatokritwert zwischen 38 und 52 Volumensprozent als normal angesehen. Schon diese große Toleranzbreite zeigt an, daß hier etwas nicht stimmen kann. Und tatsächlich haben sich die Stimmen der Warner Gehör zu verschaffen versucht:

Von ihnen wird jeder Hämatokritwert über 45 Volumensprozent bereits als kritisch angesehen. Es gibt sogar begründete Hinweise darauf, daß ein Wert von 42 möglichst nicht überschritten werden sollte.

Ein Aderlaß ist nichts anderes als eine Blutabnahme. Einerlei, ob danach der Flüssigkeitsverlust durch Infusion einer Lösung wieder ersetzt oder ob das Flüssigkeitsvolumen aus dem Gewebswasser aufgefüllt wird: Das Blut wird aufgrund der Entnahme von Blutkörperchen dünnflüssiger, die Mikrozirkulation funktioniert wieder besser. Aber das ist nicht der einzige Grund für die erstaunlichen Behandlungserfolge.

Professor Lothar Wendt aus Frankfurt war der erste Arzt, der sich um die wissenschaftliche Begründung dieser Therapie verdient gemacht hat. Seit 40 Jahren ist er bemüht, die praktischen Erfolge auch theoretisch zu unterbauen. Das Ergebnis seiner Bestrebungen führt weit über die Forschungen der letzten Zeit hinaus.

Vor allem konnte er eine einleuchtende Antwort auf die Frage geben, was die Ursache für zu dickes Blut ist. Gemäß seiner wohlbegründeten Auffassung ist der übermäßige Eiweißkonsum, insbesondere der rasante Anstieg des Fleischverzehrs, daran schuld: Waren es 1950 noch 37 Kilo pro Kopf und Jahr, die jeder Bundesbürger im Durchschnitt zu sich nahm, so sind es mittlerweile über 90 – ein Zuwachs von 150 Prozent!

Selbst diese Fleischmast gilt immer noch als unverdächtig, weil der Organismus auf Nahrungseiweiß angewiesen ist und in den Lehrbüchern die Ansicht

vertreten wird, daß Eiweiß vom Organismus nicht gespeichert werden kann. Zwar ist die Notwendigkeit der Eiweißzufuhr unbestritten, aber offenbar sind die dazu nötigen Mengen bisher überschätzt worden. Was die Zellen dem Futtertrog an weichem Bindegewebe nicht entnehmen, wird im Unterhautzellgewebe gespeichert. Entgegen älteren Ansichten konnte Professor Wendt neben dieser normalen auch eine krankhafte Speicherung nachweisen:
Der Verdauungsapparat braucht mehrere Stunden, um das Nahrungseiweiß zu verarbeiten. In Hunderten von Blutumläufen werden die zerlegten Substanzen ins Endstromnetz zum Stoffaustausch mit den Organzellen eingespeist. Wenn diese nicht genug verbrauchen und auch sonst nicht genügend Eiweiß ausgeschieden werden kann, kommt es zum Stau in der Mikrozirkulation – und als Folge wird Eiweiß im weichen Bindegewebe auf dem Wege zwischen Blut und Zellen abgelagert.
Außerdem wird das Blut zu eiweißreich, ja wenn die Eiweißmahlzeiten zu häufig erfolgen, wird es sogar so dick, daß der Organismus zu einer Notmaßnahme greifen muß, weil es sonst zu einer Katastrophe käme. Deshalb wird Eiweiß auf den Gefäßwänden der Kapillaren abgelagert. Dadurch wird zwar das Blut dünner, diese aber werden immer dicker. Die Poren, durch die der Stoffaustausch stattfinden soll, verstopfen sich mehr und mehr.
Wir dürfen nie außer acht lassen, daß es mit der Durchblutung der Gefäße allein nicht getan ist. Professor Wendt verwendet daher zusätzlich den Begriff der »Durchsaftung« der Organgewebe: Die Blutzir-

kulation in den Kapillaren und der Saftstrom im Zwischenzellgewebe sind eine funktionale Einheit.
Die Durchsaftung kann aber durch Eiweißschlacken empfindlich gestört werden, was zum Stau des Nährstoffstromes führt. Dadurch wird nicht nur die Versorgung der Zellen, sondern auch der Abtransport des Stoffwechselmülls gestört. Die Ablagerungen bewirken also nicht nur eine Unterernährung des Gewebes, sondern auch eine Vergiftung und Übersäuerung – der ideale Nährboden für chronische Krankheitsprozesse.
Auf welchem Weg bekommt man solch versumpftes Organgewebe wieder sauber? Das Blut als flüssiges Organ ist therapeutischen Eingriffen weitaus besser zugänglich als die Organe selbst. Das durch überschüssiges Eiweiß verdickte Blut erhöht das Risiko von Gehirnschlag, Herzinfarkt, Raucherbein. Aderlässe, bei denen zwischen 100 und 250 Milliliter Blut abgenommen werden, bauen nicht nur die Zähflüssigkeit ab – sie entleeren auch die Eiweißspeicher: Die Schlacken werden wie mittels einer Saugpumpe herausgeschleust.

Was der natürliche Aderlaß bewirkt

Als Maßstab gelten erfahrenen Ärzten jene Werte, die bei Frauen vor der Menopause festgestellt werden (immerhin sterben im Alter zwischen 30 und 40 Jahren sechsmal mehr Männer als Frauen am Herzinfarkt): Dank ihres natürlichen monatlichen

»Aderlasses« liegt er bei ihnen um etwa 40 Prozent Hämatokrit. Sobald bei Herz-Kreislauf-Patienten nach Aderlässen ähnliche Werte erreicht sind und über längere Zeit konstant bleiben, kann man davon ausgehen, daß die Gefahr gebannt ist. Auch am Rückgang der Symptome läßt sich das ablesen.

Die Wegstrecke für den Stoffaustausch zwischen Kapillaren und Organzellen ist nicht länger als der Durchmesser eines roten Blutkörperchens. Und doch ist dieses winzige Stück von entscheidender Bedeutung für jene mehr als 50 Prozent der Todesfälle, die bei uns durch Herz-Kreislauf-Krankheiten verursacht werden.

Aufgrund der Verschlackung dieses Transportweges leiden die Organzellen, z.B. des Herzmuskels, an einem Treibstoffmangel für die Muskelarbeit. Der wichtigste Treibstoff ist das große Zuckermolekül Glykogen. Die Muskelzelle baut es in Anwesenheit von Sauerstoff mit Hilfe von Insulin auf. Ist der Transport von Traubenzucker, Sauerstoff und Insulin durch die Verschlackung von Kapillargefäßwänden und Zwischenzellgewebe behindert, kann die Herzmuskelzelle nicht mehr genügend Glykogen aufbauen. Um dieser Gefahr einer tödlichen Pumpschwäche zu trotzen, gewinnt sie Energie aus dem Traubenzucker allein, sie benötigt also Sauerstoff und Insulin nicht mehr.

Bei diesem »Reserveenergie-Stoffwechsel« wird das kleine Zuckermolekül zu Milchsäure vergoren. Diese aber erzeugt eine Übersäuerung des Gewebes, außerdem ist der Energiegewinn zu gering. Deshalb müssen Fette als zusätzlicher Treibstoff herangezogen

werden. Aber die Abbauprodukte der Fette sind gleichfalls Säuren – die Gewebeübersäuerung wird weiter verstärkt. Dadurch erhöht sich die Gefahr für das Herz immer mehr.
Der Organismus reagiert auf diese Notlage, indem er die ursprüngliche Situation der Energiegewinnung wieder herzustellen versucht. Deshalb erhöht er die Blutspiegel der Nährstoffe, an denen es in der Zelle mangelt, so weit, bis dadurch ein Druck entstanden ist, der genügend Traubenzucker, Fett, Insulin, Sauerstoff und Wasser in den Futtertrog der Zellen hineinpreßt.
Welche Schlußfolgerungen aber werden daraus gezogen? Bluthochdruck sowie erhöhter Zucker- und Blutfettspiegel werden als Risikofaktoren angeschuldigt. In Wirklichkeit sind sie Warnzeichen, aber nicht Ursache einer Gesundheitsgefährdung. Das zeigt sich schon an der Auswirkung der Aderlaß-Therapie: Bei richtiger und konsequenter Anwendung sinken Blutdruck, Zucker- und Fettspiegel auf Normalwerte ab!
Weil der Aderlaß nicht nur das Blut verdünnt, sondern auch die Verschlackung der Kapillarwände und des Bereichs dahinter herabmindert, ist seine Wirksamkeit so unvergleichlich gut. Erst aus diesen Erkenntnissen wird die Durchschlagskraft dieser therapeutischen Maßnahme in ihrer ganzen Intensität begreiflich.
Hauptanwendungsgebiet sind demgemäß natürlich die Herz-Kreislauf-Krankheiten. Es hat lange gedauert, bis der Hämatokritwert als Risikofaktor für den Herzinfarkt erkannt worden ist. Zwar wurde

mehrfach betont, daß bei Patienten mit Angina pectoris die Zähflüssigkeit des Blutes erhöht ist, und in diesem Zusammenhang auf die Bedeutung des Hämatokrits hingewiesen. Aber erst eine Großstudie in Puerto Rico hat gezeigt, daß in Gruppen mit hohen Hämatokritwerten die Gefahr von Herzinfarkten und ihren Vorstadien mehr als doppelt so hoch war als in den Vergleichsgruppen mit niedrigen Werten.

In amerikanischen Kliniken wurde die Feststellung getroffen, daß Aderlaß bei Herzkranken den klinischen Zustand verbessert, wenn ihr Blutspiegel dabei auf durchschnittlich normale Werte abgesenkt wurde. Diese Senkung verminderte unter anderem die Häufigkeit von Angina-pectoris-Anfällen.

Besonders aufschlußreich sind die Zusammenhänge von Aderlaß und Gehirnschlag. Von Patienten, die einen Schlaganfall erlitten hatten, wurden bei jenen die größten Zerstörungen des Gehirns festgestellt, die den höchsten Hämatokritwert aufwiesen. Und zwar ergab sich dabei eine strenge Verhältnismäßigkeit zwischen den beiden Meßergebnissen.

In einer anderen Untersuchung wurde bei Patienten mit den typischen Symptomen vor einem Gehirnschlag der Hämatokritwert mittels Aderlässen (von im Gruppendurchschnitt 49,3 Volumensprozent auf 42,6 Prozent) abgesenkt. Der Erfolg verblüffte die Fachwelt: Diese Senkung um rund 14 Prozent wurde von einer Erhöhung der gleichzeitig gemessenen Gehirndurchblutung um etwa die Hälfte gefolgt!

Es überrascht nicht, daß nach dieser Behandlung auch die Krankheitssymptome verschwunden waren. Die 50prozentige Verbesserung der Gehirndurchblutung ging übrigens mit einer bis zu 30prozentigen Verbesserung der Fließeigenschaften des Blutes einher. Interessant ist auch noch, daß der Hämoglobinwert, also die Konzentration des roten Blutfarbstoffes, dabei nur um ganze zwei Gramm/Prozent abgesunken war. Schon in der berühmten Framingham-Studie war darauf hingewiesen worden, daß sich die Gefahr eines Gehirnschlages deutlich erhöht, sobald der Hämoglobinwert 14 Gramm/Prozent bei Frauen und 15 Gramm/Prozent bei Männern übersteigt.

Der Siegeszug ist nicht aufzuhalten

In den Lehrbüchern der Neurologen wird der Nutzen des Aderlasses »angesichts der üblichen morphologischen Befunde als unwahrscheinlich« angesehen. Hier triumphiert noch immer die Theorie über die Praxis. Aber auch solche Dogmen können den Siegeszug dieser Maßnahme bei Herz-Kreislauf-Krankheiten nur noch verzögern, nicht aber aufhalten.
Auf einem anderen Sektor der Herz-Kreislauf-Krankheiten wird der Aderlaß längst mit Erfolg genützt: bei den sogenannten peripheren arteriellen Verschlußkrankheiten, wie zum Beispiel beim Raucherbein, und zwar insbesondere dann, wenn in fortgeschrittenen Stadien Geschwüre auftreten. Die Behandlung ist dabei insofern rigoros, weil mehrmals die Menge von einem halben Liter Blut abgezapft wird. Diese Maßnahme wird – zum Teil über Wochen hinweg – so lange wiederholt, bis der Hämato-

krit auf einen Wert von sage und schreibe 30 Volumensprozent abgesunken ist (wobei das entnommene Blut durch eine Infusionsflüssigkeit ersetzt wird). Die Behandlungserfolge lassen auf eine echte Alternative zu Gefäßoperationen hoffen.

Ein Ergebnis ist dabei überaus erstaunlich: Obwohl die Zahl der roten Blutkörperchen durch die Aderlässe stark abgesenkt wird und daher auch die Transportkapazität für Sauerstoff vermindert ist, konnten die behandelnden Ärzte registrieren, daß allen Organen dennoch mehr Sauerstoff zugeführt wird. Ursache dafür ist, daß das Herz mit jedem Pumpstoß mehr Blut in den Kreislauf befördert. Die bisherige Lehrbuchtheorie, daß die Sauerstoffversorgung des Organismus um so besser sei, je mehr rote Blutkörperchen und Blutfarbstoff durch die Adern gepumpt werden, ist überholt.

Soviel zu den Erkenntnissen über den Aderlaß bei Herz-Kreislauf-Krankheiten. Sie sind sehr beeindruckend, besonders wenn man ins Kalkül zieht, daß die »weiße Pest« bei uns derzeit mehr als die Hälfte aller Todesfälle verursacht: Der Aderlaß ist eine wahrhaft scharfe Waffe, die noch viel zu wenig genutzt wird.

In der Erfahrungsmedizin ist der Anwendungsbereich der Aderlaß-Therapie noch viel umfassender. Dort wird vor allem auch die entzündungshemmende und entgiftende Wirkung genützt. Aus diesem Grund wird sie von erfahrenen Ärzten bei verschiedenen Entzündungszuständen und sogar bei Infektionskrankheiten erfolgreich angewendet. Es ist eindrucksvoll, wie stark der Körper auf blutentziehende

Maßnahmen reagiert: Eindeutig werden dadurch die Abwehr- und Heilkräfte des Organismus zu stärkerer Aktivität angeregt.
So überzeugend diese Behandlungserfolge auch sind, man muß sich dennoch davor hüten, im Aderlaß ein Wundermittel zu sehen. Lassen wir nie außer acht, daß unkontrollierte Anwendung gefährlich werden kann!
In vergangenen Zeiten haben in erster Linie die Wohlhabenden vom Aderlaß profitiert. Sie waren es, die sich regelmäßig eine reichgedeckte Tafel leisten konnten und daher damals schon an den Folgen der Eiweißmast zu leiden hatten. Weil sich diese Therapie bei ihnen als erfolgreich erwies, fand sie auch im Volk verbreitet Anwendung. So kam es zu den ersten Zwischenfällen:
Für jeden, der an einer Eiweißunterernährung leidet, stellen blutentziehende Maßnahmen ein Risiko dar. Folgerichtig gab es bei der Behandlung blutarmer Tagelöhner und Dienstmädchen schwere Komplikationen und sogar Todesfälle. Schließlich kam der Aderlaß durch hemmungslosen Mißbrauch in Mißkredit.
Heute leiden die Industrienationen an Eiweißüberernährung. Das ist der Grund, warum mittels Aderlässen bei uns so große Behandlungserfolge erzielt werden können. Es wäre allerdings unverantwortlich, diese Therapie bei unterernährten Entwicklungsvölkern einzusetzen. Was hier lebensrettend sein kann, muß dort tödlich wirken.

3. Phänomene der Heilung

Akupunktur

Als Professor R. Sachsenweger von der Universitäts-Augenklinik Leipzig 105 Patienten mit Migräne, Kopfschmerzen, Trigeminusneuralgie und Lidkrampf mittels Akupunktur behandelt hatte, registrierte er, daß bei 75 von ihnen – also bei mehr als 70 Prozent – eine Besserung oder sogar eine Beseitigung der Schmerzzustände eingetreten war. Aufgrund jahrelanger Anwendung dieser Therapie kam er zu der Feststellung, daß es im Heilungsprozeß Phänomene gibt, die mit den derzeitigen Methoden (wie z. B. Mikroskop, Mikroelektrode, Biochemie) nicht oder nur unzureichend erfaßbar sind.

Wer einmal erlebt hat, wie durch das Einstechen von Akupunkturnadeln in bestimmte Körperstellen Schmerzen, Bewegungseinschränkungen und andere Krankheitssymptome verschwinden, dem muß der Streit um die Wirksamkeit dieser Behandlungsmethode wie ein schlechter Witz vorkommen. Die Ergebnisse aus der Leipziger Augenklinik habe ich deshalb an den Anfang dieses Kapitels gestellt, weil sie auch deutlich machen, daß es, trotz aller Dogmen und Bannflüche der Lehrbuchmedizin, selbst in der Hierarchie der Universitätskliniken Ärzte gibt, für die theoretische Gesichtspunkte erst an zweiter oder dritter Stelle kommen: Die Hauptsache in der Medizin muß das Wohlergehen des Patienten bleiben.

Was wie eine Binsenweisheit klingt, ist heute leider keine Selbstverständlichkeit. Der wissenschaftliche Anspruch überwuchert häufig das ärztliche Anliegen so sehr, daß die Inhalte von Lehren – und seien sie noch so hypothetisch – für wirklicher gehalten werden als die Wirklichkeit selbst. Am Beispiel der Erfahrungsmedizin wird das überdeutlich.

Aus der Praxis ist die hohe Wirksamkeit der Akupunktur bekannt. Erfolge sind in mehr als 80 Prozent der Fälle bei Asthma, Allergien aller Art, vegetativer Dystonie, Muskelschwäche, Fehlfunktionen im gynäkologischen Raum, bei Magengeschwür, Zwölffingerdarmgeschwür, Dickdarmentzündung zu erzielen.

In mindestens 60 Prozent ist ein Erfolg zu erwarten bei Migräne, Kopfschmerzen, bestimmten Augenleiden, Trigeminusneuralgie, Nebenhöhlenentzündung, Schwindel, verschiedenen Nervenentzündungen, Gallenblasen- und entzündlichen Dünndarmerkrankungen, bei einigen Erkrankungen des rheumatischen Formenkreises. Doch die Behandlungserfolge werden nicht zur Kenntnis genommen oder als Suggestiveffekte abgetan. Gerade die hohe Wirksamkeit bei Schmerzleiden hatte diese Einschätzung zur Folge.

Aber auch die wissenschaftliche Erforschung macht Fortschritte. Zunächst war es schwierig, die Vorstellungen jahrtausendealter chinesischer Tradition mit dem naturwissenschaftlichen Weltbild in Einklang zu bringen. Die Chinesen haben eine für den abendländischen Menschen ziemlich verwirrende Theorie geschaffen, in die eine Vielzahl von philosophischen, ideologischen und mystischen Ansichten eingeflossen ist. Das grundlegende Element ist darin die Urenergie, die man im übertragenen Sinn als Lebenskraft bezeichnen könnte.

Diese Urenergie setzt sich zusammen aus Yin und Yang, zwei gegenläufigen Energieformen, die gemeinsam ein Gleichgewicht aufrechterhalten (siehe dazu unseren Polaritätsbegriff). Yin und Yang wirken auch im menschlichen Organismus, wobei die Harmonie dadurch aufrechterhalten wird, daß die Energie ständig im Körper zirkuliert. Krankheit ist gestörtes Gleichgewicht zwischen den beiden Grundkräften.

Ist die wissenschaftliche Erklärung gefunden?

Der *Ausgleich fehlgesteuerter Energie* erfolgt mittels Einstechen von Nadeln in Punkte, die auf einem netzartigen System von Linien liegen: Weil diese Linien in ihrer Energieströmungsrichtung von oben nach unten (bzw. umgekehrt) verlaufen, werden sie in Anlehnung der gedachten Linien, die auf der Erdkugel von Pol zu Pol verlaufen, Meridiane genannt.

Die distanzierte Haltung der naturwissenschaftlichen Medizin gegenüber der Existenz solcher *energetischer Leitungsbahnen* liegt vor allem darin begründet, daß ihnen kein anatomisches Substrat zugeordnet werden konnte, kein diesen Zwecken dienendes Organsystem. Neuerdings hat jedoch der österreichische Universitätslehrer und Leiter einer Rheumaklinik Dr. Otto Bergsmann eine meßtechnisch untermauerte Theorie vorgelegt, die einer wissenschaftlichen Erklärung sehr entgegenkommt.

Bekanntlich sind die Muskeln, damit sie koordinierte Bewegungen ausführen können, miteinander zu Funktionsketten verschaltet; nie kann ein Muskel allein aktiv werden. Diese Muskelfunktionsketten dienen der Bewegung; aber auch die muskuläre Spannung pflanzt sich in ihnen fort. Ist dieser Spannungszustand krankhaft erhöht, dann entstehen Schmerzen. Die Verspannung ganzer Ketten ist die Ursache der häufigsten Schmerzsymptome überhaupt (pseudoradikuläre Symptome).

Bei genauer Beobachtung kann man feststellen, daß die Ausbreitung dieser Symptome und damit der Verlauf der Muskelfunktionsketten deckungsgleich ist mit dem Verlauf der alten chinesischen Meridiane. Die traditionelle Lehre besagt, daß im Erkrankungsfall das Yin-Yang-Verhältnis in den Partnermeridianen gestört ist. Übertragen auf die moderne Muskelphysiologie bedeutet das: Wenn sich die Beuger zusammenziehen, müssen sich die Strecker entspannen; ist der Spannungszustand der einen Muskelgruppen zu hoch, muß er bei den anderen zu gering sein.

Anhand dieser theoretischen Grundlagen läßt sich leicht die Probe aufs Exempel machen. Wird ein Muskel in erhöhtem Spannungszustand an bestimmten Punkten mit Akupunkturnadeln angestochen, so wird er weich entspannt, der Patient spürt Schwere und Gefühllosigkeit. Diese Empfindung setzt sich bei längerer Behandlung entlang den Bewegungsketten fort. Bergsmann hat in ihrem Bereich bei seinen Untersuchungen mittels der Elektromyographie (Aufzeichnungen der über den Muskel abgeleiteten Aktionsströme) eine Abnahme der Frequenz und der Amplitude festgestellt.

Das bedeutet aber nichts anderes, als daß es zu einer Entspannung kommt und daß diese Beruhigung gleichsam durch die ganze Muskelkette transportiert wird. Da die Muskeln ihrerseits wieder mittels Nervenbahnen über das Rückenmark mit inneren Organen verschaltet sind, wird solch eine Funktionsänderung auch diesen Organen mitgeteilt – zum Beispiel auch dem Durchblutungssystem. Von besonderer Bedeutung ist dabei der Einfluß auf das vegetative Nervensystem.

Legt man diese Tatsachen den alten chinesischen Vorstellungen zugrunde, so bekommen sie ein anderes Gesicht. Yin und Yang, gestörte Harmonie, fehlgesteuerte Energie, eine Therapie, die ausgleichend wirkt: Hier steckt offenbar doch mehr dahinter als Spekulation und Phantasterei. Nicht alles, was unserem Verständnis fremdartig oder gar unerklärlich erscheint, ist der verstandesmäßigen Erfassung unzugänglich. So manches Phänomen, das vorschnell als »okkult« vom Tisch gefegt wird, läßt sich mit wissenschaftlichen Methoden ergründen.

Die Akupunktur ist ein beeindruckendes Beispiel dafür, wie hoch der Stellenwert der Erfahrung in der Medizin angesetzt werden muß. Hätten wir westlichen Menschen uns von der mystischen chinesischen

Symbolsprache abschrecken lassen, wäre dieses Verfahren bei uns nie heimisch geworden. Aber viele aufgeschlossene Ärzte waren fasziniert von den damit erzielten Behandlungserfolgen und haben, ungeachtet der Bannflüche von Schreibtischtheoretikern, die alte Kunst erlernt und ungezählten Kranken damit geholfen.
Die Anwendung der Akupunktur erfordert eine ausgefeilte Technik. Die Nadeln sind im allgemeinen zwei bis sechs Zentimeter lang und haben ein geriffeltes Griffstück. Manchmal besteht das Ende auch aus spiralig gedrehtem Metalldraht, um die Nadel sicher führen zu können.

Stechen, schrauben, heben, senken

Bei ängstlichen Patienten nimmt der Akupunkteur zuerst eine leichte Massage des gewählten Punktes vor, um in diesem Hautbezirk eine Entspannung herbeizuführen. Dann setzt er die sterilisierte Nadel sanft auf dem Punkt auf. Klagt der Patient über schmerzhaften Druck, wird die Nadel weggenommen und erst später wieder aufgesetzt.
Man unterscheidet den einfachen Stich, bei dem die Nadel geradlinig eindringt, die Rollpunktur, bei der eine schraubenartige Drehung vorgenommen wird, und die Prickelpunktur, das mehrfache Anheben und Senken der eingestochenen Nadel. Die Verweildauer der Nadel im Körper richtet sich nach der jeweiligen Reaktion des behandelten Organismus. Hat sich um

die Einstichstelle ein roter Hof gebildet, kann die Nadelung beendet werden; die Nadel sollte jetzt leicht herausgezogen werden können. Auch wenn sich die Nadel umlegt, ist der gewünschte Erfolg erreicht. Im Durchschnitt verbleiben die Nadeln fünf bis zehn Minuten im Gewebe.

Acus, die Nadel, punctum, die Einstichstelle: Es gibt mehrere hundert Akupunkturpunkte. Die einfachste Form der Behandlung ist es, solche Punkte zu stechen, die sich als schmerzhaft erweisen. Ein erfahrener Akupunkteur wird im Sinne eines Energieausgleichs eine kombinierte Nadelung mehrerer Punkte vornehmen. Auf den zwölf Meridianen liegen jeweils zwei Hauptpunkte (Anregungs- und Beruhigungspunkt), vier Spezialpunkte und eine beachtliche Zahl sogenannter außergewöhnlicher Punkte. Bei einer Sitzung sollen möglichst nicht mehr als zehn bis zwanzig Nadeln verwendet werden.

Jeder Stich ruft eine Reaktion der Abwehr- und Selbstheilungskräfte hervor. Außerdem kommt es zu einer lokalen Lockerung, die sich über die Bewegungsketten fortsetzt. Ein Stich in die Tiefe erregt alle Gewebsanteile des muskulären Systems, insbesondere die »dicken Fasern«, was zur Folge hat, daß die Kontrollzellen der Nervenleitung den Eingang sperren und die sogenannten Transmissionszellen keine Signale bekommen: Dadurch wird der Schmerz nicht weitergeleitet (Gate-Controll-Theorie).

Die Patienten können bereits kurze Zeit nach dem Einstich ein Gefühl der Taubheit, der Schwere, der Wärme im Bereich des Einstichs feststellen. Je nach Empfindsamkeit fühlen sie ein schwaches oder stär-

keres Kribbeln, das sich zusammen mit einem Wärmegefühl entlang dem Meridian ausbreiten kann.
Obwohl Akupunkturerfolge auch an narkotisierten Menschen und an Tieren erzielt worden sind, gibt es immer noch Leute, die behaupten, alle Akupunkturwirkungen seien auf Suggestion zurückzuführen. Nachdem die tausendfachen Erfolgsberichte von Praxisärzten von vornherein nicht zur Kenntnis genommen werden, hat der Wiesbadener Augenarzt Dr. Hans Raue acht Studien aus deutschen Universitätskliniken zusammengestellt, die der Akupunktur eine hohe Wirksamkeit in der Schmerzbehandlung orthopädischer Krankheiten (Halswirbelsäulensyndrom, Hexenschuß, rheumatische Gelenkbeschwerden, Stumpfschmerzen), Schiefhals und Kopfschmerzen, unbeeinflußbaren Entzündungen der Nasennebenhöhlen, Kopfschmerzen, Nervenschmerzen und Augenleiden bescheinigen.
Aber einerlei, ob die Wirksamkeit der Akupunktur durch Behandlungserfolge oder ob ihre Wirkung durch biochemische und Regulationsmessungen nachgewiesen wird – die Gegner dieser Methode beharren in starrer Unbeugsamkeit. Ihr Bestreben gilt hauptsächlich der Diffamierung Andersdenkender und der von ihnen angewandten Methoden. Dazu schützen sie rechtsmedizinische Bedenken vor.
»(Un)Rechtsmedizin, quo vadis?« fragt deshalb Dr. Raue und stellt klar: »Die alternative Medizin brauchen wir so lange, bis sie in die Schulmedizin integriert ist.« Trotz der Aufgeschlossenheit so mancher Universitätskliniker scheint es bis dahin noch ein weiter Weg zu sein.

4. Heilfroh statt unheilbar

Die Ozontherapie

All denen, die behaupten, die schulmedizinischen Methoden seien der Ozontherapie überlegen und überdies weitaus weniger gefährlich, möchte ich einmal eine Begegnung mit einer Demonstration besonderer Art wünschen.
Stellen Sie sich vor, es formiert sich ein Zug von Abertausenden »heilfroher« Patienten, die sich dank der Ozontherapie noch auf zwei Beinen bewegen können, obwohl ihr Termin zur Amputation schon fixiert war – gefolgt von einem Heer von Einbeinigen, denen die Schulmedizin diese Behandlungsmethode vorenthalten hat ...
Am Beispiel der mindestens zwanzigtausend Beinamputationen, die allein in der Bundesrepublik alljährlich vorgenommen werden, ohne daß auch nur der Versuch einer alternativen Behandlung gemacht wurde, zeigt sich die Ignoranz (Ignoranz kommt von ignorieren!) der Lehrbuchmedizin besonders deutlich und schmerzhaft für die Patienten.
Man muß sich bewußtmachen, welch absolut irreparable seelische und körperliche Qualen und Beeinträchtigungen eine solche Verstümmelung für die Betroffenen mit sich bringt. Dann wird es jedem unfaßbar vorkommen, daß es Mediziner mit ihrem hippo-

kratischen Eid (»... vor allem nicht schaden«) vereinbaren können, eine Heilmethode zu ignorieren und sogar zu verteufeln, die nachweislich bei rechtzeitiger Anwendung mindestens 90 Prozent der Amputationen, die Gefäßschwäche und Durchblutungsstörungen als Ursache haben, verhindern könnte. Selbst im Stadium IV, der schlimmsten Form der arteriellen Durchblutungsstörungen, kann die Oberschenkelamputationsrate noch von 50 Prozent auf 20 Prozent gesenkt werden.

Die desinfizierende und durchblutungsfördernde Eigenschaft des Ozons wurde schon im Ersten Weltkrieg erkannt und zur Wundbehandlung verwendet. Pures Ozon ist giftig, aber, wie schon Paracelsus sagte, »nur die Dosis macht, daß ein Stoff kein Gift ist«, und so muß Ozon (O_3) mit reinem Sauerstoff (O_2) verdünnt werden. Professor Payr, der Begründer der klinischen Ozontherapie, experimentierte lange an der richtigen Dosierung und Applikation und stellte seine Erkenntnisse 1935 bei einer Chirurgentagung in Berlin vor. Die praktische Anwendung hatte jedoch mit Schwierigkeiten auf technischem Gebiet zu kämpfen: Mangels ozonfester Materialien – Ozon zersetzt Gummi – konnten zuverlässige Geräte erst mit den heutigen Werkstoffen entwickelt werden. Anfang der siebziger Jahre begann damit der Durchbruch, besonders in der Bundesrepublik, Österreich und der Schweiz, in Brasilien, Bulgarien und Rumänien.

Das hochwirksame, genau dosierte O_2-O_3-Gemisch wird meist injiziert, am häufigsten in die Arterien, aber auch in Haut, Muskeln, Gelenke und in Form einer O_3-Eigenblut-Infusion auch in die Venen. Für manche Behandlungen setzt man Begasung in einem Ozonbeutel ein, es kann ebenso in verschiedenen Lösungen getrunken und zur desinfizierenden Spülung im Zahn-Kiefer-Bereich verwendet werden. In vielen Städten wird Ozon statt Chlor für die Entkeimung des Trinkwassers eingesetzt oder zum gleichen Zweck in der Klimatechnik und Lebensmittelkonservierung.

Durchschlagende Erfolge beim Raucherbein

Die häufigste und statistisch am besten erfaßbare Anwendung ist die Behandlung von arteriellen Durchblutungsstörungen der Beine. Ihr Schweregrad wird in vier Stufen eingeteilt. In den ersten beiden Stadien dieser als »Raucherbein« bekannten Krankheit kennt man sie als »Schaufensterkrankheit« – die Patienten haben nach einer kurzen Wegstrecke solche Schmerzen in den Beinen, daß sie stehenbleiben müssen; um diese Schwäche zu tarnen, mimen sie einen gemütlichen Schaufensterbummel. Der Grund für ihr Leiden sind krankhafte Veränderungen der Beinarterien, vor allem der kleinen und kleinsten Blutgefäße, wobei Entzündungen an der Innenwand der Gefäße zu Verengungen und dann zu Gefäßverschluß führen.
Wenn die Durchblutung gedrosselt oder ganz unterbunden ist, beginnt Stadium III, die nicht mehr ernährten Gewebspartien beginnen zu schwären und

schließlich – Stadium IV – brandig abzusterben. Die chirurgischen Maßnahmen dagegen zielen darauf ab, die Strombahn operativ zu öffnen oder sogar Kunststoffgefäße einzusetzen. Wenn das nicht hilft, amputiert man Zehen, den Fuß oder das Bein bis zum Oberschenkel. Dabei ist die Salamitaktik, das »scheibchenweise« Abschneiden bei immer neuen Operationen, leider keine Seltenheit.

Die Ozontherapie packt das Übel an der Wurzel an: Wie der Wiener Chirurg O. Rokitansky und sein Team biochemisch nachweisen konnten, wird bei der Ozonbehandlung die Fließeigenschaft des Blutes verbessert, die Sauerstoffbindung an das Hämoglobin gelockert, dadurch die Sauerstoffabgabe der roten Blutkörperchen an das Gewebe gefördert und eine »vegetative Umstimmung« erzielt. Daraus resultiert eine meßbare Besserung des Gewebezustandes.

Schon eine halbe Stunde nach einer Injektion können Patienten längere Strecken gehen als zuvor, im Zuge der Behandlung gesunden die Nebengefäße des Beines und bilden Ersatzgefäße um die Verschlußstellen herum, so daß das Gewebe wieder mit Sauerstoff versorgt wird. Nebenwirkungen gibt es praktisch keine.

Eine bulgarische Klinik, die seit 1964 die Ozontherapie anwendet, erzielte nur in 4 von 600 (!) Fällen keine Besserung. Im ersten und zweiten Stadium sind die Heilerfolge fast 100 Prozent, in den schwersten Fällen liegt die Erfolgsrate noch bei etwa 70 Prozent.

Nach einer Frankfurter Statistik von Professor Hans Wolff aus dem Jahr 1976 über 218 Fälle waren im

Durchschnitt 84 Prozent der Behandlungen erfolgreich, nur in 2 Prozent der Fälle sprach die Therapie überhaupt nicht an – und dies, obwohl zuvor 69 Prozent zur Operation vorgeschlagen waren!
Dr. Rokitansky, Vorsitzender der Österreichischen Gesellschaft für Ozontherapie, erzielte in 172 Fällen je nach Schweregrad Erfolge zwischen 70 und 100 Prozent, und selbst in den am weitesten fortgeschrittenen Fällen waren nach der Behandlung zum Großteil nur noch Zehen- oder Vorfußoperationen notwendig, statt der meist schon beschlossenen Oberschenkelamputation.
Mit der Erforschung der biochemischen Wirkungsmechanismen haben Dr. Rokitansky und sein Team zudem ein klinisch gesichertes und begründetes theoretisches Fundament geschaffen, das die Ozontherapie über die Erfahrungsheilkunde hinaus wissenschaftlich absichert.
Um so frappierender ist es, daß die Dogmatiker der Schulmedizin, mit der Attitüde der Unfehlbarkeit, die über 3000 Ozontherapeuten im deutschen Sprachraum in die Nähe gefährlicher Scharlatane rücken möchten. Mit einer fachlichen Ahnungslosigkeit, die einem Abiturienten ein »Ungenügend« in Chemie einbringen würde, tönte noch kürzlich ein Sachverständiger vor Gericht:
»Einem Schulmediziner sträuben sich die Haare, wenn er sich vorstellt, daß absichtlich eine Gasembolie herbeigeführt wird. Im KZ hat man Leute umgebracht, indem man ihnen Luft ins Blut spritzte. Ich nenne diese Methode eine Sünde gegen den Heiligen Geist der Schulmedizin.«

Der vom Geist der Lehrdoktrin Beseelte übersah zum Zwecke der Diffamierung die Kleinigkeit, daß Luft zu über 70 Prozent aus Stickstoff besteht und sich chemisch völlig anders verhält als ein O_2-O_3-Gemisch. Immerhin war auch Professor Payr, der Begründer der klinischen Ozontherapie, ein Schulmediziner. Weil er aber einfach seine Augen offen hielt, erkannte er: Die durchblutungsfördernde Eigenschaft des Ozons bewährt sich als Zusatztherapie auch bei Herzerkrankungen, die auf Durchblutungsstörungen zurückzuführen sind, und nach Schlaganfällen sowie in der Altersheilkunde. Der entzündungshemmende Faktor erweist sich besonders beeindruckend bei chronischer Leberentzündung (Hepatitis); die immer häufiger vorkommende Übertragung von Hepatitis durch Blutkonserven kann durch Ozonbehandlung des Serums vollkommen ausgeschlossen werden. Da es für die chronische Hepatitis kaum befriedigende konventionelle Heilmethoden gibt und die Ozontherapie auch bei akuter Hepatitis im Erfolgsfall völlige Heilung in einem Viertel der Zeit und ohne jede Nebenwirkung erzielt, sollte mit dieser Behandlungsmethode zumindest ein Versuch unternommen werden.

Spülungen und Begasungen

Auch in der Zahnheilkunde könnte die antibakterielle Eigenschaft des Ozons in Form von Spülungen anstelle der viel aggressiveren Antibiotika eingesetzt werden – das Argument der »Giftigkeit«, das Ozongegner unbelehrbar ins Feld führen, kann ja wohl nach positiven Erfahrungen mit Atemluftentkeimung, Lebensmittelkonservierung und Trinkwasserbehandlung mit Ozon kaum mehr ernstgenommen werden.

Die Kombination von entzündungshemmenden und durchblutungsfördernden Eigenschaften macht das Ozon zum idealen Mittel gegen schlecht heilende Wunden, schmerzende Narben, Geschwüre, Abszesse und Tumoren. Diese Anwendungen erfolgen meistens – so sanft wie effektiv – durch Ozonbegasung (oft mit Unterdruck kombiniert), eine Behandlung, die auch problematische Patienten wie solche mit Antibiotika-Allergie, Zuckerkranke und Ältere mit schlechter Allgemeinverfassung problemlos vertragen. Sie bringt oft nach jahrelangem Experimentieren mit anderen Therapien in wenigen Wochen Heilung.

Ähnliches gilt für verschiedene Erkrankungen des rheumatischen Formenkreises, einer Volkskrankheit, die zwar nicht lebensgefährlich, aber sehr schmerzhaft ist, sowie für die Gürtelrose. In beiden Fällen kann die Schulmedizin nur schmerzdämpfende, kaum ursachenbehebende Mittel anbieten. Auch bei der Ozonbehandlung kann man den Effekt nur am Nachlassen der Beschwerden erkennen, doch hat sie den Vorteil, keine schädlichen Nebenwirkungen zu erzeugen. Die Ozonexperten vermuten, daß Ozon eine günstige Wirkung auf den Stoffwechsel und das vegetative Nervensystem ausübt. Diese Annahme wird durch die Tatsache erhärtet, daß Ozontherapien in vielen Fällen von Neuralgien, Ekzemen, Allergien,

Fisteln etc. Besserung oder sogar Heilung bewirken, die zuvor oft jahrelang auf andere Behandlungsmethoden nicht angesprochen hatten.
Auch bei hartnäckigen Migränefällen wird Ozon mit guter Wirkung eingesetzt – allerdings empfehlen viele Ärzte als Optimum eine Kombination mit Neuraltherapie bzw. Akupunktur. Aus der Erfahrung von Tropenärzten, die außer der sehr häufigen Hepatitis eine Unzahl von Viruserkrankungen zu bekämpfen haben, deren Erreger zum Teil noch nicht bekannt sind, stammt eine weitere Erkenntnis: Ozon ist auch auf diesem Gebiet den Antibiotika vorzuziehen, die ja in solchen Fällen hochdosiert und mit einem breiten Spektrum angewendet werden müssen, ohne daß die Wirkung gesichert ist.
Um erst gar nicht Wasser auf die Mühlen von Gegnern der Alternativmedizin zu gießen: Kein Mediziner wird bei einer Krebserkrankung die Ozontherapie statt einer herkömmlichen Krebsbehandlung empfehlen. Verblüffend sind jedoch Forschungsergebnisse der letzten Jahre, die ganz erstaunliche Erfolge einer Zusatztherapie mit Ozon bei Krebsleiden aufzeigen.
Das Ozon wirkt dabei auf zweierlei Weise. Ozon hemmt das Wachstum der menschlichen Krebszellen auch bei verhältnismäßig geringer Konzentration, ohne die gesunden Zellen zu schädigen. Wenn die Strahlentherapie bei Krebs mit einer Ozontherapie kombiniert wird, ist die günstige Wirkung eindeutig besser.
Der zweite Pluspunkt für Ozon: Der bei der Röntgenbestrahlung bösartiger Geschwülste typische »Rönt-

genkater«, Übelkeit, Schwindel und Mattigkeit, bleibt bei gleichzeitiger Ozonanwendung aus – eine Tatsache, deren unter anderem auch psychologische Wirkung zum Beispiel bei Nachbehandlung von Krebsoperierten gar nicht hoch genug eingeschätzt werden kann.

Die sogenannte Blutwäsche und Eigenblutbehandlung – eine umstimmende Reiztherapie – geht auf den Schweizer Wehrli zurück (HOT – Hämatogene Oxydationstherapie). Sie wirkt durchblutungsfördernd, leistungssteigernd und positiv auf den Fettstoffwechsel. Zudem werden die körpereigenen Abwehrkräfte aktiviert, die Infektgefahr verringert.

Bei der kleinen Eigenblutbehandlung werden 5 cm^3, bei der großen 100 cm^3 Blut dem Organismus entnommen, mit Ozon angereichert und wieder in das Muskelgewebe injiziert. Die HOT-Ärzte schäumen das Blut unter UV-Bestrahlung auf und lassen es danach wieder in die Vene einströmen; dadurch soll die Wirkung besonders günstig sein. Diese Methode wird nicht nur bei bestimmten Krankheitsbildern, sondern auch zur Verbesserung des Allgemeinbefindens bei Älteren und Rekonvaleszenten sowie bei Leistungssportlern angewendet.

Ein Plädoyer für die Ungefährlichkeit

Nach einer Hetzkampagne über die angeblich lebensgefährlichen Risiken der Ozontherapie wurde eine Umfrage über Zwischenfälle bei der Ozonbehandlung gestartet, deren Ergebnisse im Rahmen einer Dissertation an der Universität Gießen (von Dr. Marie-Theres Jacobs) ausgewertet und zu einem geradezu triumphalen Plädoyer – für die Ozontherapie wurden.

Untersucht wurden sämtliche Zwischenfälle von Schwindel und leichtem Hustenreiz bis zum Herzinfarkt – im Durchschnitt 6 Zwischenfälle auf 100000 Anwendungen. Nach Aussortieren der Pannen, die nicht auf Ozon zurückzuführen sind, blieb eine Quote von nur 7 Zwischenfällen auf eine Million Anwendungen, ein Prozentsatz also von 0,0007 Prozent, für die Ozon als Ursache in Frage kommt – bei einer absoluten Zahl von 5,5 Millionen 3 Todesfälle!

Drei Todesfälle, die überdies ungeklärt sind, so daß man die Ozonbehandlung als Ursache zumindest nicht ausschließen kann. Drei weitere Todesfälle nach Ozonbehandlung hatten andere Ursachen, so zum Beispiel ein Herzinfarkt mit tödlichem Ausgang: Es war der vierte Herzinfarkt eines schwer herzgeschädigten Mannes.

Ursache der meisten untersuchten Zwischenfälle war die fehlerhafte Technik von meist zu unerfahrenen Medizinern, denn es zeigt sich, daß die Ärzte mit den meisten Anwendungen die geringste Zwischenfallquote hatten. Die häufigsten Fehler waren: zu schnelles Injizieren, die Verwendung zu dicker Kanülen, mitunter auch zu hohe Dosierung und Desinfektionsmittelrückstände an den Geräten.

In dem aufsehenerregenden Prozeß in München, der zu der eingangs zitierten Attacke eines Ozongegners

führte, ging es um eine Patientin, die bereits eine erfolgreiche Behandlung mit Ozon wegen eines offenen Beines hinter sich hatte: Sie erlitt nach einer weiteren Spritze einen Ohnmachtsanfall und Sehstörungen. Es ist ungeklärt, ob nicht die schwere arteriosklerotische Erkrankung der Frau die Ursache des Zwischenfalles gewesen ist. Immerhin ist zu bedenken, daß bereits eine Injektion, besonders in ein Gefäß, einen Schock auslösen kann. Für einen herzkranken Menschen kann allein schon diese Maßnahme ein Risiko darstellen, vor allem wenn eine dicke Nadel verwendet wird und die Anwendung nicht schonend genug ist. Dennoch wird niemand deshalb Injektionen bei Herzkrankheiten verbieten wollen.
Ziehen Sie doch einmal ins Kalkül, welche Eingriffe sonst von seiten der Schulmedizin in Kauf genommen werden. Bei der Urographie, einer häufig angewandten Methode zur röntgenologischen Darstellung der Nierenkelche und des Nierenbeckens sowie von Harnleitern und Blase, kommen auf 5 Millionen Anwendungen 40 bis 147 Todesfälle. Die Zwischenfallsquote bei intravenös angewandten Kontrastmitteln (zur Röntgendarstellung von Gefäßen) schwankt zwischen 7 und 46 Prozent!
Bedenkt man außerdem, daß z. B. so riskante Eingriffe wie Leberpunktionen oder gar Oberschenkelamputationen durch die Ozontherapie vermieden werden können, daß Ozon für Problempatienten und Patienten mit verschiedenen Arzneimittelallergien gut verträglich ist und keine negativen Nebenwirkungen hat, kann man die Gießener Untersuchungen als eindeutiges Argument für diese Methode ansehen.

Die Liste der Gegenanzeigen bei Ozonbehandlung ist klein: Schilddrüsenüberfunktion, Hyperkalzämie, Anfallsleiden wie Epilepsie und akute Blutungen. Ob es so etwas wie eine tatsächliche Ozonallergie gibt, ist nicht geklärt: Die wenigen beobachteten Fälle könnten auch auf Dosierungsfehler zurückzuführen sein.

Aus der selbstkritischen Untersuchung der Zwischenfälle konnten aber Erkenntnisse gewonnen werden, die auch noch kleine Pannen vermeiden helfen: auf technischem Gebiet eine regelmäßige Gerätekontrolle, auf praktischem der Hinweis »Je langsamer, desto besser« bei der Injektion und bei der Methodik, daß die große Eigenblutbehandlung mit gleicher Wirkung der intravenösen Therapie von Ozon in jedem Fall vorzuziehen ist. Die Injektionen in Arterien, die Beutelbegasung und die kleine Eigenblutbehandlung sind kaum mit Risiken behaftet.

Zwei Erkenntnisse der Untersuchung seien noch erwähnt: Die Zahl der Zwischenfälle war bei Heilpraktikern und Ärzten im Verhältnis gleich groß. Und weiters:

»Die Zwischenfallsquote ist, umgerechnet auf die Anzahl der Ozonanwendungen, verschwindend gering im Vergleich zu den bisher bekanntgewordenen Erfolgen mit der Ozontherapie und auch im Vergleich zu anderen medizinischen Therapiearten.«

5. *Mehr hilft nicht mehr*

Die Prokaintherapie

Ungezählte Male bin ich gefragt worden, welche Behandlungsmethode der Erfahrungsmedizin ich am wenigsten missen möchte. Ohne zu zögern antworte ich darauf, heute noch genauso wie vor zehn Jahren: die Neuraltherapie nach Huneke.

Bei diesem Verfahren handelt es sich um gezielte Injektionen mit Prokain oder einem anderen Mittel zur örtlichen Betäubung. Gerade wegen der Verwendung dieser Medikamente hat es schon viele Mißverständnisse gegeben. So etwa, weil dadurch die Schmerzleitung in den Nerven unterbrochen wird: In der Klinik ist es deshalb gebräuchlich, von Blockaden zu sprechen.

Tatsächlich wirken diese Injektionen nicht nur betäubend und blockierend. Sie haben eine zusätzliche Wirksamkeit: Sie sind heilsam. Sie greifen, wie es erfahrene Ärzte formuliert haben, »am Wesen der Entzündung an«. Das heißt, sie beseitigen eine Entzündung nicht durch Unterdrückung der Symptome, sondern indem sie auf die Ursache einwirken.

Der Unterschied zwischen der betäubenden und der heilenden Wirkung ist eindeutig daran zu erkennen, daß die Betäubung auch im gesunden Gewebe auftritt, während der Genesungseffekt nur im erkrankten beobachtet werden kann. So heilen Verletzungen und sogar Knochenbrüche früher ab, wenn das Mittel in den betroffenen Bereich gespritzt wird. Im normalen, gesunden Gewebsmilieu tritt hingegen nur eine kurzzeitige betäubende Wirkung auf.

Ein weiterer Beweis für die Heilsamkeit dieser Mittel ist der Umstand, daß die erzielte Beschwerdefreiheit länger anhält als die betäubende Wirkung. Während also die Schmerzempfindlichkeit nach 20 oder 30 Minuten wiederhergestellt ist, treten die behandelten Beschwerden erst viel später oder gar nicht mehr auf.

Über diesen Wirkungsmechanismus ist viel diskutiert worden. Es ist bekannt, daß Prokain eine hohe elektrische Eigenspannung besitzt, die höher ist als die der Körperzellen. Wenn Prokain in ein Gewebe gespritzt wird, kommt es zu einer »Überladung«, wodurch der elektrische Stromkreis unterbrochen wird. Die örtliche Betäubung beruht darauf, daß die Schmerzleitung blockiert ist, solange diese erhöhte Spannung anhält.

Im Falle der Prokaintherapie wirkt das Mittel jedoch nicht auf eine gesunde Zelle, sondern auf funktionsgestörtes Gewebe ein. Die wissenschaftliche Theorie geht davon aus, daß entladene Zellen dadurch wieder aufgeladen werden. Auf diese Weise wird ihre ursprüngliche Funktion wiederhergestellt.

Die ersten Anwendungen dieser Behandlungsmethode gehen auf den Beginn dieses Jahrhunderts zurück. Die damals neu entdeckten örtlichen Betäubungsmittel, die Lokalanästhetika, wurden versuchsweise in jene Körperstellen gespritzt, die schmerzten: Man

sprach vom sogenannten Locus-dolendi-Stechen. Schon damals gab es völlig unerwartete Behandlungserfolge, die freilich in der Medizin kaum Beachtung fanden.
Die beiden nächsten Entwicklungsschritte ließen die unerhörten Möglichkeiten der neuen Therapie ahnen: Die Ärzte versuchten, innere Organe über die zugehörigen Hautsegmente zu behandeln. Die Wirkung erfolgt dabei über die dem jeweiligen Abschnitt zugehörigen Nervenbahnen der einzelnen Rückenmarksabschnitte. Das Prinzip dieser Behandlung über das Segment ist als Reiz- und Reflextherapie, z.B. aus der Wasserheilkunde, längst bekannt.
Aufregend neu war es dagegen, als einige Pioniere begannen, Injektionen an Nervenknoten (Ganglien) vorzunehmen, um über diese Schaltstellen den Versorgungsbereich großer Nerven zu beeinflussen. Es wurden beeindruckende Erfolge erzielt.

Das Verdienst der Brüder Huneke

Die Brüder Ferdinand und Walter Huneke schließlich faßten alle diese Einzelbestrebungen zu einem umfassenden System der Ganzheitsbehandlung zusammen und ergänzten sie durch weitere Techniken: Sie spritzten Prokain in Blutgefäße und in jene verdächtigen Stellen, die als Störfelder bezeichnet werden. Ihre Erfolge waren so enorm, daß heute Tausende von Ärzten die Huneke-Therapie als Basisbehandlung bei chronischen Krankheiten anwenden.

Ein Betäubungsmittel in ein Blutgefäß zu spritzen galt lange Zeit als Kunstfehler. Auch heute gibt es noch Autoren, die in Unkenntnis der Tatsachen behaupten, es könne dadurch zu einem Herzstillstand kommen. Wie unsinnig solche Behauptungen sind, geht z. B. daraus hervor, daß nach Angabe amerikanischer Spezialisten bei der Behandlung von Herzrhythmusstörungen 75 Milligramm eines Lokalanästhetikums als Initialdosis innerhalb von 2 Minuten gespritzt werden, danach werden weitere 150 Milligramm innerhalb von 18 Minuten verabreicht: 225 Milligramm insgesamt.
Die neuraltherapeutisch verabreichte Dosis besteht hingegen aus sage und schreibe 1 bis 2 Milligramm, und selbst diese vergleichsweise winzige Menge wird nur dann in die Vene gespritzt, wenn kein bedrohlicher Gesundheitszustand besteht. Wer hier von Lebensgefahr spricht, zeigt nur, daß er nicht weiß, wovon er redet.
Andererseits sind die Erfolge dieser Maßnahme so überzeugend, daß kein damit vertrauter Arzt darauf verzichten möchte. So schreibt Dr. Peter Dosch in seinem »Lehrbuch der Neuraltherapie nach Huneke«: »Die intravenöse Prokain-Injektion wirkt schmerzlindernd, gefäßerweiternd, gefäßabdichtend, fiebersenkend, kreislaufregulierend, antiallergisch, entzündungswidrig, entwässernd. Diese stattliche Reihe guter Eigenschaften hat dem Prokain den Titel eines ›königlichen Medikaments‹ eingebracht. Das intravenös gegebene Prokain entfaltet aber darüber hinausgehend noch eine so weitreichende Wirkung, daß alle Erklärungsversuche aus pharmakologischer

Sicht nicht befriedigen können. Diese Wirkung wird schon mit kleinsten Mengen erzielt. Alle größeren Mengen sind ebenso gefährlich wie sinnlos. Bleiben wir also bei dem harmlosen einen Milliliter.«

Die vielleicht wichtigste Erkenntnis in der Entwicklung der Prokaintherapie war die Entdeckung der Behandlung über ein Störfeld. Spritzt man das Mittel in einen dieser meist chronisch entzündeten Gewebsbezirke, so können dadurch Beschwerden in einem anderen oft weit entfernten Bereich des Körpers beseitigt werden. Solche »Auslösestellen« können kranke Mandeln, Entzündungsprozesse in Zähnen und im Kiefer, Narben und andere nicht völlig abgeheilte krankhafte Veränderungen sein.

Entscheidend ist, daß jede Stelle des Körpers zum Störfeld werden und daß jede chronische Krankheit durch ein Störfeld hervorgerufen und erhalten werden kann. Jeder Schlag, jede Stichverletzung, jeder Schnitt, jede Entzündung und überhaupt jede Schädigung oder Erkrankung hinterläßt gewissermaßen ein »Mal« im Gewebe (ohne daß in jedem Fall eine Narbe zurückbleiben muß).

Solche Bezirke senden Störimpulse ins vegetative Nervensystem aus. Der Organismus kann diese Störenfriede zwar lange Zeit unter Kontrolle halten. Aber wenn er durch eine Erkrankung oder eine andere Überbelastung gezwungen wird, seine Kräfte voll und ganz auf diese zu konzentrieren, dann können die Signale die lokale Gewebsschranke durchbrechen: Ein Störsender ist entstanden, der einen Dauerreiz aussendet, bis eine Schwachstelle des Organismus unter diesem Einfluß erkrankt.

Störfelder sind nicht nur deshalb so schwer aufzufinden, weil sie oft weit entfernt vom Ort der Erkrankung wirksam sind. Ihre Entstehung kann zudem so lange zurückliegen, daß sie längst vergessen worden ist.
Wie ist das möglich?

Die Fernwirkung muß ausgeschaltet werden

Dazu ein Beispiel aus dem Alltag: Wenn das Licht in einer Lampe ausgeht, und wir schrauben eine neue Glühbirne hinein, ohne damit den Defekt beheben zu können, dann ist unser nächster Weg der zum Sicherungskasten. Sobald wir dort die Sicherung ausgetauscht oder den entsprechenden Schalter betätigt haben, brennt das Licht wieder. Und es spielt dabei keine Rolle, wie lange die Störung schon bestanden hat.
Mit einer durch ein Störfeld bedingten Erkrankung ist es nicht anders: Spritzt man Prokain in die krankhaft veränderte Auslösestelle, dann inaktiviert man sie, und die Fernwirkung ist ausgeschaltet. Weil dieser Reiz über die Bahnen des vegetativen Nervensystems ausgestrahlt wird und die Therapie diese Nervenwirkung nützt, hat sich der Begriff Neuraltherapie (neural = über die Nerven) eingebürgert.
Bei der Störfeldbehandlung reicht natürlich eine einzige Behandlung nicht immer aus, um die schadenstiftende Ursache völlig auszuschalten. Die Beschwerdefreiheit muß aber schon nach der ersten In-

jektion 20 Stunden, bei Infiltrationen im Kieferbereich mindestens 8 Stunden anhalten. Unter dieser Voraussetzung kann man davon ausgehen, daß weitere Injektionen den gewünschten Erfolg bringen.
Besonders beeindruckend an solch einem Behandlungserfolg ist das blitzartige Eintreten der Beschwerdefreiheit. Das wird durch die Reaktion über die Nerven verständlich. Der Arzt spricht von einem Sekundenphänomen oder, nach dem Entdecker, von einem Huneke-Phänomen.
Störfelder werden entweder durch elektrische Meßmethoden oder durch die Erforschung der Krankengeschichte entdeckt. Der Patient wird aufgefordert, sich an jede Gesundheitsstörung zurückzuerinnern, die solch ein Reizzentrum hinterlassen haben kann. Kein Bruch, keine Hautverletzung, kein Abszeß darf dabei vergessen werden; Operationsnarben sind besonders verdächtig. Wenn es auch mittels wiederholter Prokaininjektionen nicht gelingt, das krankhaft veränderte Gewebe zu normalisieren, ist eine chirurgische Narbenkorrektur unvermeidbar. Die neue Narbe sollte danach so bald wie möglich mit Prokain behandelt werden, um zu verhindern, daß sie zum Störfeld wird.
Schwerpunkte dieser Therapie sind Schmerzleiden aller Art, so die Erkrankungen des rheumatischen Formenkreises wie Wirbelsäulenleiden, Ischias und Hexenschuß, Gelenk- und Weichteilrheuma, außerdem Kopfschmerzen und Migräne, Gürtelrose und andere Nervenschmerzen wie die Trigeminusneuralgie. Aber auch Durchblutungsstörungen, Magen-, Galle-, Darmbeschwerden, Unterleibserkrankungen

– sei es, daß sie vom gynäkologischen Raum oder beim Mann von der Prostata ausgehen –, postoperative Symptome, Bronchitis und Asthma, Entzündungen der Mandeln und der Nasennebenhöhlen können durch diese Behandlungsmethode günstig beeinflußt oder sogar geheilt werden. Die Vielzahl der Anwendungsmöglichkeiten reicht von der Augenheilkunde (grüner Star!) über Altersbeschwerden, verletzungsbedingte Epilepsie, Geschwüre, klimakterische Beschwerden, Leberleiden, Nierenerkrankungen, Ohrenerkrankungen (Ohrensausen!), Reizblase, Phantomschmerzen bis hin zu Schilddrüsenerkrankungen, Schwindelgefühlen, Verbrennungs- und Verletzungsfolgen.

Bei der Neuraltherapie kommt man mit wesentlich geringeren Mengen Prokain aus als bei der örtlichen Betäubung. Wichtiger als die Menge ist die Kenntnis des richtigen Injektionspunktes. Je geringer die Dosierung, je schwächer das Mittel, um so geringer die Gefahr von Nebenwirkungen. Es gilt der Grundsatz: Mehr hilft nicht mehr!

Schon von der geringen Menge des verabreichten Prokains her gesehen ist diese Behandlungsmethode ungefährlich und unschädlich, immer vorausgesetzt, daß der Therapeut über gründliche anatomische Kenntnisse verfügt und die Injektionstechnik mit möglichst dünnen Nadeln beherrscht. Hohe Dosen langwirkender (Depot-)Lokalanästhetika, wie sie von anderen Schulen zur Schmerzbehandlung angewendet werden, können dagegen erhebliche Schadenswirkungen haben.

Die Dosierung von Prokain ist abhängig von der Art

der Injektion, das heißt, ob in bzw. unter die Haut, in die Gelenke, an Nervenknoten, in die Venen oder in Arterien gespritzt wird, außerdem vom Ort der Injektion, von der Konstitution des Patienten und dessen augenblicklicher Verfassung. Komplikationen gehen meist auf das Konto unnötiger Überdosierungen.
Neuerdings versuchen bestimmte Kreise der Lehrmedizin dieses außerhalb der Universitäten entwickelte Behandlungsverfahren als gefährlich abzuqualifizieren. Solange dadurch echte Risiken aufgedeckt und ihr Verhältnis zum Nutzen richtig dargestellt wird, ist solch ein Vorgehen nur zu begrüßen. Meist wird aber jeder Nutzen bestritten, während die angeblichen Gefahren so sehr aufgebauscht werden, daß ein regelrechtes Zerrbild entsteht.

Die Machenschaften eines Saubermannes

Einige der Gegner versuchen diesen Attacken dadurch besonderes Gewicht zu verleihen, daß sie auf ihre Zugehörigkeit zur Rechtsmedizin verweisen. Wenn man aber weiß, daß dahinter die dialektisch-materialistischen Kapriolen eines Ostberliner Gerichtsmediziners stecken, wäre wohl eher der Begriff »Linksmedizin« angebracht.
Einer seiner Grundsätze lautet im Marxistenjargon: »Fairneß hat aus Gründen der Psychohygiene ihre Grenzen.« Was man genau darunter versteht und wann diese selbstgestrickte »seelische Gesundheitsfürsorge« unfaire Handlungen erlaubt, bestimmt je-

der dieser Saubermänner selbst. Dr. Peter Dosch, der Autor des »Lehrbuchs der Neuraltherapie nach Huneke«, hat sich die Mühe gemacht, ein Experiment des Ostberliner Kreises, das eifrig ausgeschlachtet worden ist, zu analysieren. Es ging darum, die angebliche Gefährlichkeit einer bestimmten Injektionstechnik aufzuzeigen, der Injektion an den Grenzstrang nach Wischnewski. Es handelt sich dabei also um eine Spritze an den großen Nervenstrang im Bereich des Nierenpols.

Nach einem Zwischenfall wurde in Ostberlin ein Bericht veröffentlicht mit dem Titel: »Schwere iatrogene [vom Arzt verursachte] Schädigung durch Neuraltherapie nach Huneke«. Dazu Dr. Dosch: »Die zur Diskussion stehende Injektionstechnik wurde 1933 von dem bekannten Moskauer Chirurgen A. W. Wischnewski in die Therapie eingeführt und gilt seit 48 Jahren in aller Welt unter den Bezeichnungen ›Grenzstrang-Blockade‹ oder ›Splanchnikus- und Ganglion-coeliacum-Anästhesie‹ als bewährte schulmedizinische Methode. Die klinischen Arbeiten über positive Erfolge damit füllen Bände. Nur weil sie als Therapie mit Lokalanästhetika und wegen ihrer Effektivität 1949 von den Brüdern Huneke übernommen wurde und ein einziger Zwischenfall ins Konzept unserer Gegner paßt, wurde sie jetzt als Neuraltherapie an sich umfunktioniert und der Fall hochgespielt. Vor der schulmedizinischen Methode wurde nie gewarnt, seit sie auch Neuraltherapeuten anwenden, soll sie auf einmal gefährlich sein?«

Dosch zieht das Fazit daraus: »Wer von der Neuraltherapie nach Huneke spricht, sollte fairerweise von der lege artis [kunstgerecht] ausgeführten Therapie sprechen, aber nicht von fehlerhaften Therapeuten, für die keine Methode verantwortlich gemacht werden kann.«

Die Ostberliner Psychohygieniker gingen sogar so weit, die beanstandete Technik an 60 Leichen zu testen. Damit war das Ergebnis aber schon vorprogrammiert, weil die Anwendung in der Praxis nur am vornübergebeugten Patienten erfolgt, wobei dieser beim Einstich ausatmen muß. Beides ist bei einer Leiche nicht möglich. Folgerichtig kam es bei diesem »wissenschaftlichen Versuch« zu schweren Verletzungen von Organen. Freilich wäre diese Technik längst in Mißkredit geraten, wenn sie in Wirklichkeit so gefährlich wäre, wie dieses Pseudoexperiment von Leichenwissenschaftlern glauben machen will. Dr. Dosch hat zu Recht darauf aufmerksam gemacht, daß man Tote nicht verschwinden lassen und schwere Therapieschäden nicht verheimlichen kann.

Es handelt sich also um eine Hexenjagd unter dem Deckmantel der Psychohygiene, hier wird ein Glaubensstreit auf dem Rücken der Kranken ausgetragen. Eine der wertvollsten Behandlungsmethoden der Erfahrungsmedizin soll ihnen vorenthalten werden, damit eine erfundene Doktrin aufrechterhalten werden kann.

6. Die einzige Hilfe in der Not

Die Strophanthintherapie

Zwei Drittel der Todesfälle bei Herzinfarkten ereignen sich vor dem Eintreffen eines Arztes. Zu rasch ereilt der Tod diese Menschen, als daß ihnen Hilfe zuteil werden könnte.

Seit Jahren weist der Dresdner Physiker und medizinische Grundlagenforscher Professor Manfred von Ardenne unermüdlich und nachdrücklich darauf hin, daß sich die Infarktopfer nur selbst helfen können: Alle Gefährdeten müßten zu diesem Zweck Medikamente bei sich haben, die das Herzmittel Strophanthin enthalten. Es ist die einzige wirksame Substanz gegen jene gefürchteten Zerstörungsprozesse im Herzmuskel, die in vielen Fällen tödlich enden. Die Messungen von Ardennes machen anschaulich, wie der Untergang der Herzmuskelzellen durch Strophanthin rückgängig gemacht werden kann.

Aber die offizielle Herzmedizin nimmt seine Aufrufe ebensowenig zur Kenntnis wie die ihnen zugrunde liegenden Meßdaten. Ja sie führt sogar eine beängstigend anmutende Kampagne gegen diese alternative Behandlungsmethode, obwohl die Zahl der Herzinfarkte von Jahr zu Jahr weiter ansteigt. Aus diesem Grund sah sich Professor von Ardenne veranlaßt, einen »sehr, sehr harten Vorwurf gegen alle Verant-

wortlichen« zu erheben – den Vorwurf, daß die Kardiologen über Leichen gehen, bevor sie von ihren überholten Lehrbuchweisheiten abrücken.
Strophanthin wird aus dem Samen eines Hundsgiftgewächses gewonnen, das als Schlingpflanze in Afrika und im Malaiischen Archipel wächst. Vor dem Zweiten Weltkrieg war es als bestes Herzmittel in Deutschland hochgeschätzt. Danach kamen auch bei uns die Theorien der amerikanischen Herzmedizin in Mode, in der Strophanthin keine Tradition hat; sie wendet ausschließlich Digitaliswirkstoffe aus den Fingerhutgewächsen an. Dieser Schule gelten alle Herzglykoside, zu denen Strophanthin ebenso gehört wie Digitalis, als gleichartig in der Wirkung. Nur sei – so ihre Hypothese – Digitalis besser in der Dosierung zu »steuern« und auch aus anderen Gründen den Strophanthinwirkstoffen vorzuziehen.
Es ist ein wahres Trauerspiel, wie leichtfertig die Potentaten der Medizin Wissen und Erfahrung früherer Ärztegenerationen auf den Müllhaufen ihrer Geschichtslosigkeit kippen. Bei den früheren deutschen Kardiologen stand die andersartige Wirkung von Strophanthin und Digitalis völlig außer Frage, ja sie hoben hervor, daß trotz mancher Ähnlichkeit sogar von einer gegensätzlichen Wirkung gesprochen werden müsse:
»Die Wirkung des Strophanthins bei Angina pectoris und anderen Formen der Coronarinsuffizienz ist nicht nur der Digitalis überlegen, sondern direkt entgegengesetzt.« Oder ein anderer Autor: »Je kränker das Herz, um so weniger Digitalis soll man geben.« Strophanthin wird hingegen als das Mittel der Wahl

bei Herzinfarkt und seinen Vorstadien angesehen. Professor Ernst Edens, der damit herausragende Erfolge erzielt hatte, prophezeite sogar, daß die Zeit kommen werde, »in der man die Unterlassung der rechtzeitigen Strophanthin-Behandlung als Kunstfehler ansehen werde«.
Sein Ruf nach den Gesetzeshütern ist bis heute ungehört verhallt. Die Schulmedizin verschanzt sich hinter ihrem Lieblingsargument, daß die Strophanthinärzte das Herzmittel oral, also als Pille anwenden, obwohl es nur intravenös wirksam sei: Orales Strophanthin wird angeblich vom Körper nur ungenügend resorbiert, das heißt nur in einem geringen Prozentsatz (2 bis 4 Prozent) in die Blutbahn aufgenommen, und könne daher nicht exakt dosiert werden.

Ein Märchen und seine Hintergründe

Dieses Argument ist in zweierlei Hinsicht nicht stichhaltig. Zunächst einmal waren die Forschungen, auf die das Resorptions-Märchen zurückgeht, falsch programmiert: Mit den angewandten Methoden konnten die Strophanthinmoleküle im Blut nicht geortet werden. Dieser Irrtum läßt sich auch an einer anderen Untersuchung ablesen: Eine Forschergruppe wollte das Strophanthin, nachdem es im Blut nicht aufgefunden worden war, folgerichtig im Darm nachweisen. Doch auch sie wurde nicht fündig, denn der Wirkstoff war eben dort, wo er seiner Bestimmung nach sein sollte: im Blut und in den Organen.

Es wird sicherlich niemanden verwundern, daß die Ergebnisse dieser Studie nie veröffentlicht worden sind.
Aber es gibt noch einen schwerwiegenderen Grund dafür, daß das Resorptionsargument nichts weiter als ein Vorwand zur Bekämpfung der Strophanthintherapie ist. Denn auch die Behandlungserfolge des Herzinfarkts mit intravenösem Strophanthin werden übergangen, oder man versucht sie abzuwerten. Dabei handelt es sich um eine Darreichungsform, deren Wirksamkeit außer Zweifel steht: Denn wenn man das Medikament mittels einer Injektionsnadel in eine Blutader befördert, wird es zweifelsfrei voll »resorbiert«.
Professor Rolf Dohrmann vom Evangelischen Waldkrankenhaus in Berlin hat bis heute rund 700 Patienten, die wegen akuten Herzinfarkts bei ihm eingeliefert worden waren, mit einer intravenösen Kombination von Strophanthin und Cortison behandelt. Früher lag die Todesquote in seiner Klinik bei 38 Prozent, seit Umstellung der Behandlung ist sie auf 16 Prozent gesunken.
Vergleichbare Ergebnisse sind auf der ganzen Welt bisher nur in einer einzigen Klinik erzielt worden: Im Matarazzo-Hospital in São Paulo hat Professor Quintiliano de Mesquita bisher rund 1500 Patienten im Zustand akuten Herzinfarkts behandelt – gleichfalls mit intravenösem Strophanthin. Die Todesquote in seiner Klinik liegt sogar bei nur 10 Prozent.
Stellt man die ungünstige Altersstruktur der Berliner Patienten in Rechnung, so sind die Ergebnisse durchaus vergleichbar. Wenn man die in der Berliner Stati-

stik so häufigen Wiederholungsinfarkte wegläßt und nur die Erstinfarkte heranzieht, liegt die Todesquote dort sogar unter 10 Prozent.
Diese Ergebnisse werden sonst mit keiner anderen Therapie nirgendwo auf der Welt auch nur annähernd erreicht. Dennoch werden sie von der Schulmedizin hochmütig abgelehnt. Ich bin der Überzeugung, daß Professor von Ardennes eingangs erwähnter Vorwurf auch auf die intravenöse Notfallbehandlung in der Klinik ausgedehnt werden muß.
Das gibt mir Gelegenheit, noch einmal auf die Notfallbehandlung mit der Strophanthinpille zu sprechen zu kommen und ihre Wirksamkeit unter Beweis zu stellen. »Nur Strophanthin wirkt so rasch, daß es in der Notfallsituation des beginnenden Infarkts noch rechtzeitig am Herzmuskel ankommt. Nur Strophanthin ist, aus den Mundschleimhäuten langsam anflutend, selbst im maximalen therapeutischen Dosen so ungiftig, daß es gefahrlos fortlaufend nach Bedarf eingenommen werden kann«, hat Dr. Wolfgang Rothmund in dem Fachblatt »euromed« geschrieben und einen Einzelfall als Beispiel geschildert:
Ein 42jähriger Türke hatte morgens um sieben Uhr einen Angina-pectoris-ähnlichen Herzanfall. Ekg und später die Enzymwerte zeigten einen Herzinfarkt im Bereich der Hinterwand des Hohlmuskels an, Schmerzmittel blieben wirkungslos. Daraufhin wurden fortlaufend Strophanthinpillen in Abständen von 10 bis 15 Minuten verabreicht: Innerhalb einer dreiviertel Stunde war der Schmerz abgeklungen. Die Behandlung wurde halbstündlich, später stündlich

fortgesetzt. Innerhalb von 7 Stunden bildeten sich die Ekg-Veränderungen weitgehend zurück.
»Es ist von größter Bedeutung, daß sich alle Ärzte dessen bewußt werden, daß die Infarktbehandlung eine Therapie der ersten Stunde ist, weil nach 30 bis 45 Minuten die Mikrozirkulation durch Übersäuerung der Kapillaren am Rand des Infarktgebietes und durch die dadurch hervorgerufene Unbeweglichkeit der roten Blutkörperchen gestoppt wird, so daß dann natürlich außer allen anderen dringend benötigten Nährstoffen auch kein Strophanthin mehr in das nicht schon in den ersten Minuten strophanthinbehandelte Infarktgebiet gelangt«, hat Dr. Rothmund betont. »Das hier angegebene Verfahren ist in der eigenen Praxis langjährig erprobt. Der Verfasser hat keinen Patienten verloren.«

Kein einziger Todesfall mehr

Doch der Bannfluch der Schulmedizin wirkt. Nur wenige Ärzte haben aus solchen Aufrufen und Schilderungen die Konsequenzen gezogen. Zu diesen wenigen gehören die Werksärzte Dr. H. Brembach und Dr. J. Grabka einer Steinkohlengrube in Gelsenkirchen. Sie haben in einer Zehnjahresstudie die einzigartige Wirkung der Strophanthinpille in der Notfallbehandlung des Herzinfarktes nachgewiesen.
Aus ihrer Untersuchung geht hervor, daß dort von 1972 bis 1974 10 Bergleute unter Tage an Herzinfarkt starben und bis zu 84 pro Jahr wegen Herzattacken

aus dem Bergwerk ausgefahren werden mußten. Der Weg vor Ort nimmt je nach den Umständen eine halbe bis 2 Stunden in Anspruch, so daß ärztliche Hilfe in dieser Situation nicht möglich ist.
Deshalb wurde Ende 1974 die Notfallbehandlung mit der Strophanthinpille eingeführt. Sobald Herzsymptome auftreten, verabreichen sogenannte Sicherheitshauer das Herzmittel und wiederholen diese Gabe je nach Bedarf. Seither hat es in diesem Bergwerk keinen einzigen Todesfall durch Herzinfarkt mehr gegeben; die Zahl der herzbedingten Ausfahrten hat sich um 80 Prozent vermindert. Stellt man in Rechnung, daß Bergleute wegen der Verhältnisse unter Tage besonders infarktgefährdet sind, so ist der erzielte Erfolg noch beachtlicher. Und alles mit einer Pille, die nach offizieller Ansicht gar nicht wirken kann.
Dabei müßten in dem Streit über die Wirksamkeit oralen Strophanthins längst die Akten geschlossen sein. Denn in einer Vielzahl von Untersuchungen ist in den vergangenen Jahrzehnten nachgewiesen worden, wie erfolgreich diese Behandlungsmethode ist. Eines der interessantesten Experimente stammt von Professor Hans Sarre aus Freiburg, der Herzkranke einer Sauerstoff-Mangelatmung aussetzte und dann einer Gruppe Strophanthintabletten, der Vergleichsgruppe Digitalismedikamente verabreichte.
Natürlich bewirkte dieser Mangel an Sauerstoff in der Atemluft, daß die Herzpatienten Schmerzen bekamen; außerdem traten krankhafte Ekg-Veränderungen auf. In der Strophanthin-Gruppe wurde der Zeitraum bis zum Auftreten der Schmerzen eindeutig

verlängert, während er in der Digitalis-Gruppe verkürzt war. Gleichzeitig verschlechterte sich das Ekg, während es sich unter Strophanthin normalisierte. Professor Sarre zog daraus den Schluß, daß das knappe Sauerstoffangebot dank des Strophanthins besser genutzt wurde. Wenn ein Mittel aber kranke Herzen vor Sauerstoffmangel zu schützen imstande ist, so ist die Behauptung von seiner Unwirksamkeit reiner Unfug. Wer solche Beweise mißachtet, der verweigert den wissenschaftlichen Diskurs, um den Alleinvertretungsanspruch der sogenannten Schulmedizin aufrechtzuerhalten.

Als ein junger Wiener Kliniker 20 Jahre später diesen Versuch sogar im Doppelblindversuch wiederholte, kam er zu denselben Ergebnissen wie Sarre. Er zog daraus den Schluß, daß orales Strophanthin »in hinreichender Menge aufgenommen wird«, um die »nachgewiesenen positiven Effekte« zu erzielen. Welche Konsequenzen wurden daraus gezogen? Der engagierte Wiener Arzt mußte um seine Karriere bangen. Die Fachwelt tat seine Untersuchung in Acht und Bann.

Es wird immer wieder behauptet, das meistmißbrauchte Wort sei Friede. Ich glaube jedoch nicht fehlzugehen in der Annahme, daß mit dem Begriff Wissenschaft noch mehr Schindluder getrieben wird. Als Professor Udo Köhler aus Bad Nauheim über seine großartigen Erfolge bei Herzkranken mit oralem und intravenösem Strophanthin berichtete, fiel die Fachpresse über ihn her. Vielen praktischen Ärzten, die sich mit ihren Erfahrungen an die Öffentlichkeit wagten, erging es nicht anders. Dabei waren Aus-

sagen darunter, die jeden echten Arzt elektrisieren müßten. So stellt Dr. H. R. Fuhrmann aus Böblingen fest, daß die orale Strophanthinbehandlung »sich Tausenden von praktizierenden Ärzten, darunter auch mir, mit eklatanten Erfolgen in der sofortigen, sogar vom Patienten selbst durchzuführenden Frühbehandlung des frischen Herzmuskelinfarktes, in der Behandlung der Angina pectoris und in der Langzeitbehandlung der Leistungsschwäche des linken Herzens hervorragend bewährt hat – und immer noch und immer wieder aufs neue bewährt«.
Oder Dr. B. Adolphs, der berichtet, daß er 10 Patienten innerhalb eines bestimmten Zeitraums nach Herzinfarkten mit der Strophanthinpille behandelt habe. Einer von ihnen erlitt zwar einen Wiederholungsinfarkt, aber »alle leben noch und sind gebessert«. Im gleichen Zeitraum behandelte er 14 Patienten mit Digitalis, von denen 9 (!) einen Wiederholungsinfarkt erlitten, 4 von ihnen starben.

Wenn auch Erfolge nicht zählen

Müssen ärztliche Erfahrungen nicht weitaus höher gewertet werden als die graue Theorie medizinischer Gralshüter? Die Feststellungen von Ärzten, die sich niedergelassen haben, sind offenbar überhaupt zweitrangig. Aber selbst erfahrene Kliniker werden von der Fachwelt sofort ignoriert, wenn sie es wagen, den Erfolg einer Therapie zu bestätigen, die als »unwissenschaftlich« abgestempelt worden ist.

Der bereits erwähnte Professor Dohrmann aus Berlin hat eine Studie über 209 Angina-pectoris-Anfälle veröffentlicht, die in seiner Klinik mit der Strophanthinpille behandelt worden sind. Die Versagerquote betrug 15 Prozent – das heißt, in 85 Prozent der Fälle half das angeblich so unwirksame Medikament den Patienten über die schweren Attacken hinweg. Noch günstiger ist die Quote, wenn die Kranken das Mittel schon beim Auftreten der ersten Symptome einnehmen und nicht erst, wenn sie mit schweren und schwersten Symptomen in die Klinik eingeliefert werden. Aber auch Professor Dohrmanns Erfolge fanden vor den Päpsten der Herzmedizin keine Gnade.

Neben solchen therapeutischen Studien wurden in den vergangenen Jahren auch rein wissenschaftliche Untersuchungen vorgenommen. In Doppelblindversuchen, also ohne daß Versuchspersonen und Ärzte wußten, wer das echte Medikament und wer ein Scheinpräparat verabreicht bekommt, wurden ausgeklügelte Versuche mit der Strophanthinpille durchgeführt, an Gesunden ebenso wie an Kranken. Das Ergebnis bestätigte die Erfahrungen der alten Kliniker und der Praxisärzte:

Orales Strophanthin ist genauso gut dosierbar und steuerbar wie Digitalis. Aber es wirkt völlig anders als der Wirkstoff aus den Blättern des Fingerhuts. Das ganze Gerede von der mangelhaften Resorption und von der Gleichartigkeit aller Herzglykoside hat keinerlei wissenschaftlichen Hintergrund.

Strophanthin ist für den Herzinfarkt und seine Vorstadien deshalb so unentbehrlich, weil es – wie schon die Ärzte vergangener Generationen wußten – das Herz vor Sauerstoffmangel schützt. Im Kapitel über den Aderlaß habe ich geschildert, wie ein Gewebe verschlackt und versäuert. Beim Herzmuskel kommt noch hinzu, daß die Durchblutung schon von Natur aus herabgesetzt ist – insbesondere in der linken Kammer, wo die Infarkte entstehen.

Bei Sauerstoffmangel schaltet der Herzmuskel um auf den Gärungsstoffwechsel. Er muß sich in der Not mit Formen der Energiegewinnung behelfen, die zu einer weiteren Übersäuerung seines Lebensmilieus führen. Das Ergebnis ist eine Beschleunigung der Katastrophe.

Jene Messungen Professor von Ardennes, die ich eingangs erwähnt habe, zeigen eindringlich, wie Strophanthin diese Übersäuerung rückgängig machen kann. Digitalis aber wirkt genau entgegengesetzt. Das ist der Grund dafür, warum dieses Medikament um so weniger vertragen wird, je kränker ein Herz ist. Strophanthin hingegen kann auch dann noch helfen, wenn alle anderen Mittel versagen oder gar schaden.

7. Regeneration durch einen Cocktail

Die Zelltherapie

Der Traum vom Jungbrunnen ist zwar durch all die Jahrhunderte nichts weiter als ein Traum geblieben. Dafür stehen uns heute Behandlungsmethoden zur Verfügung, die vorzeitiges Altern vermeiden helfen. Injektionen mit Zellen von ungeborenen Tieren haben sich dabei besonders bewährt, denn die Prozesse, die nach der Injektion von tierischem Gewebe Allergien auslösen können, beginnen sich erst einige Stunden nach der Abnabelung zu entwickeln.

Durch solche Zellinjektionen lassen sich verfrühte Altersprozesse verhüten oder günstigenfalls sogar wieder rückgängig machen, falls die Voralterung schon eingetreten ist. Gerade durch diese revitalisierende Wirkung ist die Zelltherapie in Verruf geraten. Zu lange sind mit der Verjüngungsspritze falsche Hoffnungen geweckt worden. Meist sind es freilich die Patienten selbst, die sich etwas vorgaukeln.

Dabei verlangt die Anwendung der Zelltherapie gegen Altersprozesse von den Ärzten großes medizinisches Wissen und ein besonderes Einfühlungsvermögen in den Gesundheitszustand der Patienten. Zu ihrem Leidwesen kommen aber diejenigen, die sich möglichst lange jung fühlen möchten, meist spät oder gar zu spät zu ihnen. Das ideale Alter wäre zwischen

40 und 45, möglichst ohne daß besondere Leiden die Behandlung erschweren.
In der täglichen Praxis sieht es anders aus: Patienten entschließen sich erst dann zu einer zelltherapeutischen Behandlung, wenn sie schon länger krank sind und ihnen mit anderen Therapien nicht geholfen werden kann. Ausfallerscheinungen oder ein markanter Leistungsknick treiben sie in die Praxen der Zelltherapeuten. Freilich läßt sich auch dann noch allerlei reparieren: so etwa Schlafstörungen, Schwindelanfälle, Konzentrationsschwäche, Vergeßlichkeit, Kreislaufschwäche, Durchblutungsstörungen, Abnützungserscheinungen, Wechselbeschwerden, Potenzschwäche, Operationsfolgen und anderes mehr. In einem Großteil der Fälle stellt man eine deutliche Besserung des Allgemeinbefindens und der Vitalität fest.
Die Zelltherapie verdankt ihre Entwicklung einer Kette von Zufällen. Der Schweizer Chirurg Professor Paul Niehans hatte sich schon jahrelang mit Drüsenimplantationen beschäftigt und 1927 die erste Transplantation des Hypophysenvorderlappens vom Kalb auf einen jugendlichen Zwerg vorgenommen, der daraufhin wieder zu wachsen begonnen hatte.
Zu dem schon berühmten Chirurgen wurde am 1. April 1931 eine Patientin überwiesen, bei der durch einen Fehler bei einer Schilddrüsenoperation die Nebenschilddrüsen ausgefallen waren. Da die Frau in sterbendem Zustand ankam, reichte die Zeit für eine Verpflanzung nicht mehr aus, und Niehans zerschnitt kurzerhand eine tierische Nebenschilddrüse in kleinste Teile, versetzte sie mit physiologischer Kochsalz-

lösung und spritzte das Präparat in den Brustmuskel. Er meinte damit eine vorübergehende Wirkung wie bei einer Hormoninjektion zu erzielen – zu seiner eigenen Überraschung jedoch hielt der Erfolg ohne jede Gegenreaktion an, bis die Patientin 25 Jahre später in hohem Alter starb.
Diese sensationelle Entdeckung – eine reaktionslose Heilung durch artfremdes Eiweiß – bewog Niehans zu weiteren Forschungen. Er untersuchte noch weitere Anwendungsformen mit verschiedenen Zellpräparaten an verschiedenen Organen. Die hervorragenden Kenntnisse und das phänomenale Einfühlungsvermögen von Professor Niehans brachten es mit sich, daß ein Großteil seiner Annahmen später in klinischen Versuchen untermauert werden konnte.

Prominenz aus aller Welt

Zu Niehans' Patienten gehörten viele greise Politiker und andere Prominenz aus der ganzen Welt. Die bekanntesten waren wohl Papst Pius XII., der ihn für seine Heilerfolge zum Mitglied der päpstlichen Akademie der Wissenschaften machte, und Konrad Adenauer.
In der Folge kam die Zelltherapie oder Frischzellentherapie in Mode – und ins Kreuzfeuer der Kritik. Manche Ärzte versuchten in der ersten Begeisterung, einfach alles mit Frischzellen (später auch Trockenzellen und Gefrierzellen) zu behandeln. Andere machten aus mangelnder Erfahrung Fehler, die heute

noch, nach Jahrzehnten, von den Gegnern der Therapie als Beweis für Gefährlichkeit zitiert werden. Damit widersprechen sie allerdings anderen Kritikern, die die Zelltherapie als wirkungslos oder höchstens als Behandlung mit Suggestiveffekt darstellen.
Die Zelltherapie ist gemäß fachlicher Definition eine Injektionsimplantation fetaler und juveniler Gewebesuspensionen (das sind zerkleinerte und aufgeschwemmte Drüsen oder Organe von ungeborenen Lämmern und Kälbern). Diese Zellen sind bald nach der Injektion vorwiegend, aber nicht ausschließlich in den entsprechenden Organen des Empfängers nachweisbar, also Leberzellen in der Leber, Hirnzellen im Gehirn etc. (Prof. Kment, Tierärztliche Hochschule, Wien). Es kommt zu einem Verschmelzungsprozeß, der spätestens nach 48 Stunden vollendet ist, so daß die Fremdzellen mit heutigen Methoden danach nicht mehr nachweisbar sind. Man nimmt an, daß das Wachstumspotential der Jungtierzellen eine Leistungsverbesserung der älteren Gewebe bewirkt – der Effekt zeichnet sich in der dritten bis vierten Woche nach der Injektion ab.
Nach einer Zeit – etwa bis Mitte der 50er Jahre –, in der man die Zelltherapie auf allen Gebieten einsetzte, in denen man mit anderen medizinischen Mitteln nichts erreichte, kristallisierten sich schließlich nach intensiver Grundlagenforschung folgende Anwendungsbereiche heraus:

- angeborene Funktionsschwächen,
- krankheitsbedingte Funktionsstörungen und Streßfolgen,

- altersbedingte Funktionsminderungen von Organen, Organsystemen und des Gesamtorganismus,
- Anregung der körpereigenen Abwehr (z. B. zur Krebsvorbeugung und Tumortherapie).

Während sich die Stärkung des Abwehrsystems statistisch nur durch Tierversuche im Laboratorium nachweisen läßt, konnte z. B. Professor Schmid in jahrelangen klinischen Untersuchungsreihen mit Tausenden Kindern (Kinderklinik Aschaffenburg) mit angeborenen oder erworbenen Gehirnschäden belegen, daß die Zelltherapie eine zum Teil dramatische Besserung bewirkt. Behinderte (mongoloide, spastische und epileptische Kinder) konnten mit einer Dauerbehandlung bis zur Sonderschulreife gebracht werden, bei früh einsetzender Behandlung oft sogar bis zur Normalschule. Debile, spastisch gelähmte Kinder lernten laufen und entwickelten sich geistig so weit, daß sie keine Pflegefälle mehr darstellten.
Der Erfolg dieser Behandlung – Heilung ist wegen der zerstörten Gehirnzellen nicht möglich – hängt davon ab, daß das Kind möglichst früh, jedenfalls vor dem zehnten Lebensjahr, behandelt wird und die Behandlung fortgesetzt wird, da sonst ein Stillstand der Entwicklung eintritt.
Je nach Zusammenstellung der zu implantierenden Präparate kann der Arzt die Zielrichtung der Therapie bestimmen, wobei zwar die Paracelsus-These »Herz heilt Herz, Niere Niere« etc. im Prinzip den »Zellcocktail« bestimmt, andere Zutaten aber als unterstützende Beigaben hinzugefügt werden, weil besonders ältere Menschen meist neben ihrem Haupt-

leiden noch andere Schwachstellen haben. Ein guter Zelltherapeut ist eben nicht nur ein Spezialist, der sich auf ein Organ konzentriert; er versucht, die Funktionen des ganzen Organismus wieder ins Gleichgewicht zu bringen. Dazu dienen Zellaufschwemmungen aus Steuerungsorganen des Abwehrsystems ebenso wie aus Drüsen mit innerer Sekretion. Die richtige Auswahl macht die Zelltherapie zu einer echten Ganzheitsbehandlung.

Ein umfassender Erfolgskatalog

Durch die neuen Erkenntnisse über die Zellfunktionen in den letzten Jahren haben sich die Anwendungsgebiete der Zelltherapie vervielfacht. Neben der erwähnten Behandlung geistig und körperlich behinderter Kinder (schon Niehans behandelte Mongoloide) und verschiedener Lebererkrankungen, besonders der Zirrhose (wo die meisten pharmazeutischen Mittel keine nachweisbare Wirkung erzielen), die schon lange auf dem Katalog der Zelltherapeuten stehen, kam es zu belegbaren Erfolgen bei verschiedenen Formen des Rheumatismus wie Arthrose, Arthritis und Polyarthritis sowie bei vielen anderen degenerativen Erkrankungen des Knochensystems. Weitere Anwendungsbereiche: chronisch entzündliche Zustände der Organe des Verdauungsapparates, Leber, Galle, Magen, Darm (besonders die geschwürige Dickdarmentzündung und Bauchspeicheldrüsenerkrankungen), vegetative Dystonie, Besserung und Stabilisierung bei Parkinsonscher Krankheit, Allergien, Asthma, Migräne, Zusatzbehandlung bei Herz- und Kreislaufstörungen, Nachbehandlung nach Operationen, besonders auch nach Krebsoperationen.

Das Thema Krebs ist ja, da seine eigentliche Ursache nicht geklärt ist, ein beliebter Zankapfel in der Medizin. Bei der Krebsnachbehandlung führen die Zelltherapeuten die abwehrkraftfördernden Eigenschaften der Zellimplantation ins Feld, die dem Organismus helfen soll, gegen Neubildungen anzukämpfen. Hinzu kommt noch, daß Zelleinspritzungen auch die Wirkung der Strahlentherapie verbessern und die Nebenwirkungen mindern.

Kein verantwortungsvoller Arzt wird die Zelltherapie als sicheres Mittel gegen die Entstehung von Krebs bezeichnen, doch hat schon Niehans festgestellt, daß die Krebsrate unter den von ihm langfristig behandelten Patienten ganz erheblich niedriger war als im Bevölkerungsdurchschnitt; er wählte auch die besonders krebsresistenten Schafe als Spendertiere. In Tierversuchsreihen wurde festgestellt, daß das Krebswachstum nach Behandlung mit fetalen Zellen eindeutig gehemmt wird.

An eine weiterführende Forschung auf diesem Gebiet knüpfen sich viele Hoffnungen. Fest steht jedoch inzwischen, daß Zelltherapie bei Krebs keinesfalls schädlich ist (wie oft behauptet wurde) und Patienten mit fortgeschrittenen und inoperablen Tumoren länger und mit weniger Beschwerden leben können.

Ganz erstaunliche Erfolge der Frischzellentherapie belegte Dr. Janson-Müller bei einer anderen unheilbaren Krankheit, bei multipler Sklerose, einem degenerativen Nervenleiden, das zur Lähmung bis zum Atemstillstand führt. Etwa 24 Prozent der behandelten Patienten (durchwegs nicht im Anfangsstadium, sondern schon arbeitsunfähig) zeigten eine Besserung, z. B. in Form von wiedergewonnener Gehfähigkeit, weitere 51 Prozent konnten ihren Zustand stabilisieren und ohne die bisherige Dauereinnahme von Cortison auskommen. Da sich der Zustand bei dieser Krankheit üblicherweise bis zur allgemeinen Lähmung hin ständig verschlechtert und durch kein Medikament aufgehalten werden kann, verdient diese Erfolgsrate besondere Beachtung.

Natürlich werden durch einzigartige Erfolge auch die Gegner auf den Plan gerufen. Die Zelltherapie hat sie in großer Zahl. Eine kleinere Gruppe hält sie für gefährlich, die Mehrheit billigt ihr allenfalls Suggestiv- und Scheineffekte zu. Ihre Argumente beziehen die Gegner allerdings meist aus drittrangiger Fachliteratur, die hauptsächlich in den 50er Jahren entstand. Damals nannten sich manche Ärzte, die dem großen alten Mann einmal die Hand geschüttelt hatten, »Niehans-Schüler«, um mit der Welle mitzuschwimmen. Echte Mißgriffe aus dieser Zeit geistern heute noch durch die tendenziöse Fachliteratur.

Besonders hartnäckig klammert sich der wissenschaftliche Beirat der Deutschen Bundesärztekammer an eine von ihm in Auftrag gegebene Untersuchung aus den 50er Jahren, wo in einer höchst fragwürdigen Versuchsanordnung ein Duell von Plazenta (Mutterkuchen) kontra Placebo (Scheinmedikamente) ausgetragen wurde, in dem die Plazentazellen oft

schlechter abschnitten als die nicht näher definierten wirkungslosen Placebos. Daß Plazenta meist nur eine Zugabe zu anderem Zellmaterial ist, hat den wissenschaftlichen Beirat bis heute genausowenig von seinem daraufhin gefällten abschlägigen Urteil abgebracht wie Labor- oder Klinikuntersuchungen mit hundertfachem Zahlenmaterial, die das Gegenteil beweisen. Weil nicht sein kann, was nicht sein darf.
So vielseitig die Zellcocktails zur Reparatur und Regeneration angewendet werden können, so vorsichtig müssen die Ärzte dennoch bei der Anwendung sein.

Gegenanzeigen sind:

- akute infektiöse Prozesse
- Nieren- und Nierenbeckenentzündungen
- entzündliche Erkrankungen mit allergischer Komponente, insbesondere Herzmuskelentzündung und Polyarthritis im akuten Schub.

Hinzu kommen bestimmte Respektabstände vor und nach Impfungen, Operationen, anderen belastenden Therapien.
Ernstzunehmende Einwände betreffen die Tatsache, daß ja nicht nur positive, sondern genausogut negative Eigenschaften des Zellmaterials in den Empfängerorganismus übertragen werden können. In der Frühzeit der Zelltherapie hatten solche Argumente durchaus die Berechtigung zu ernsthafter Kritik, ob negativ oder konstruktiv:

Die Argumente reichten von der Vermutung, daß auch einwandfreie Zellen zum Zeitpunkt der Übertragung bereits giftige Substanzen entwickelt haben könnten, bis zu Zweifeln an der gesicherten Herkunft überhaupt, von der Diskussion über die Qualität der Trocken- und Gefrierzellen bis zu der Konsequenz, daß mit der Praxis der Organverpflanzung der ganze Mythos der Zellerneuerung durch Implantation überholt sei.

Die Zeit brachte manche Klärung. Das hat der Zelltherapie insgesamt nur gutgetan: In der heutigen Zeit der Umweltverschmutzung und Umweltbeeinträchtigung ist es selbstverständlich wichtiger als früher, daß das Zellmaterial von eigens zu diesem Zweck gezüchteten und überprüften Tieren stammt. Da ja zunehmend die negativen Umwelteinflüsse bekämpft werden müssen, sollte das Zellmaterial möglichst »gesund« sein, also frei von diesen Einflüssen, damit sich die älteren Empfänger in dieser Richtung verbessern können.

In früheren Zeiten, als sich die Pioniere dieser Therapie noch selbst mit Schlachthofprodukten versorgen mußten, waren die Bedenken bezüglich der Übertragung von Erkrankungen allerdings berechtigter als heute, wo ein sicherlich verantwortungsvolles und überprüfbares Versorgungssystem für die Zelltherapeuten und ihre Patienten geschaffen werden konnte.

Obwohl die Gegner der Zelltherapie nicht müde werden, ihre Warnungen zu verbreiten, und trotz Hunderttausender von Behandlungen in jedem Jahr gibt es nie Berichte über schwere Zwischenfälle. Dr. Karl

Heinz Caspers, ein erfahrener Zelltherapeut, hat sich der Mühe unterzogen, 1400 sorgfältig dokumentierte Behandlungsfälle auf Nebenwirkungen hin zu analysieren. In 17 Fällen waren geringfügige lokale oder allgemeine Reaktionen aufgetreten. In keinem einzigen Fall war es zu einer schweren allergischen Reaktion gekommen, keiner der Patienten klagte über negative Nachwirkungen. Die angeblichen Gefahren der Zelltherapie sind eine Erfindung ihrer Gegner.
Hingegen nimmt die Öffentlichkeit beispielsweise beeindruckt zur Kenntnis, daß sich Professor Barnard, der berühmte Herzverpflanzer, nachdem keine Behandlung seiner rheumatischen Finger half, Zellcocktails spritzen ließ. Dies ist nämlich das einzige Verfahren, um angeblich nicht mehr regenerierbare Gewebe wie Gelenksknorpel dennoch zu regenerieren.
Wie gesagt: Verjüngungsversprechen sind ein leeres Wort. Aber vorzeitige Alterung und Degeneration können durch die Zelltherapie günstig beeinflußt werden.

8. Kein Ersatz für ein Umdenken

Alternativen zum Tierversuch

Die Auseinandersetzung mit der alternativen Medizin führt uns zwangsläufig wieder zu unserem Ausgangspunkt zurück. Denn solange diese Experimente die Grundlage der modernen Medizin bilden, kann sie den Vorstellungen der Ganzheitsmedizin und den Erkenntnissen der Erfahrungsmedizin gegenüber nicht aufgeschlossen sein. Dieses Problem kann durch die andere Alternative, die Alternative zum Tierversuch, nicht aus der Welt geschafft werden.

Auch auf diesem Gebiet muß, wie bei der Frage nach den adäquaten Behandlungsmethoden, grundsätzlich umgedacht werden. So kann ich nicht Neuraltherapie betreiben, wenn ich in Denkmodellen befangen bin, die dieser Methode prinzipiell entgegenstehen. Ich kann mich nicht in der Praxis der Naturheilkunde verschreiben, wenn ich in der Theorie dem organbezogenen Fachdenken und der experimentellen Analyse in ausschließlicher Verbundenheit anhänge.

Deshalb muß an dieser Stelle zuerst klargestellt werden, daß jeder Ruf nach Alternativen so lange wenig sinnvoll bleibt, wie weiterhin an überholten Theorien und erkenntnistheoretischen Modellen festgehalten wird. Hier gilt dieselbe Forderung, die schon im

5. Kapitel des ersten Teils erhoben worden ist: Man darf nicht technisches Raffinement mit Erkenntnistheorie verwechseln, und es darf keinesfalls durch Alibihandlungen der Öffentlichkeit eine trügerische Sicherheit vorgegaukelt werden!

Solange diese Grundsatzfragen nicht geklärt sind, kommt jeder brauchbaren Alternative zum Tierversuch immerhin das Verdienst zu, daß weniger Tiere gequält werden. Erfreulicherweise ist auf diesem Gebiet schon mehr geleistet worden, als allgemein bekannt ist und vor allem genutzt wird.

Haben Sie gewußt, daß der Contergan-Wirkstoff Thalidomid auch an Seeigeleiern getestet worden ist und daß sich an diesen Prüfobjekten bereits 24 Stunden danach die mißbildende Wirkung gezeigt hat? Eine alternative Methode, die heute noch viel zuwenig verbreitet ist, obwohl mit Hilfe der Seeigeleier nicht nur die Gefährlichkeit des Thalidomids innerhalb kürzester Zeit festgestellt werden konnte, sondern diese Eier auch in der Krebsforschung zuverlässige Ergebnisse bringen. Sie sind biologisch so beschaffen, daß an ihnen die Regulation der Zellteilung als das zentrale Problem der Krebsentstehung untersucht werden kann. Hinzu kommt, daß Seeigeleier besonders empfindlich sind. Sie erbringen Reaktionen, die im Tierversuch längst nicht mehr registriert werden können.

Damit wir uns nicht mißverstehen: Seeigeleier allein werden den Tierversuch nicht ersetzen können. Sie sind innerhalb der Alternativmethoden ein Baustein, weil sie wie ein Warnsystem auf biologische Veränderungen reagieren. Es gibt aber noch eine ganze Reihe von biologischen Systemen, die ähnliche Warnsysteme entwickeln. Nur kombinieren müßte man sie, richtig einsetzen und richtig auswerten. Bis dahin scheint aber noch ein weiter Weg zu sein.

Alternativmethoden umfassen eine Vielzahl von Möglichkeiten, mit denen am nicht lebenden Organismus (in vitro) ähnliche Ergebnisse erzielt werden können wie mit dem Experiment am lebenden Organ (in vivo). Ich sage bewußt: ähnliche Ergebnisse, manchmal vielleicht auch weniger, anderenfalls jedoch sogar viel mehr.

Eine der erfolgversprechendsten Alternativmethoden ist die Prüfung von chemischen Stoffen an Gewebe- oder Zellkulturen menschlicher und tierischer Organe. Aber auch Einzeller, niedere Tiere und sogar Pflanzen geben Aufschluß über die Wirkungsweisen von chemischen Stoffen, die dann in Verbindung mit ausgeklügelten Computerprogrammen zu einem Ganzen zusammengefügt werden könnten.

Schon um die Jahrhundertwende wurden die Gewebezüchtungen begründet, nur nicht in dem Ausmaß weiterverfolgt, wie es erforderlich gewesen wäre. Und doch erbringen diese Methoden, die eigentlich noch in den Kinderschuhen stecken, bereits beachtliche Erfolge.

Gerade in der Pharmakologie und Toxikologie öffnet sich dafür ein weites Feld, da Zell- und Gewebekulturen äußerst empfindlich auf Fremdstoffe reagieren. Somit eignen sie sich sehr gut zur Prüfung von Chemikalien und Medikamenten auf ihre Zellgiftigkeit. Weitere Vorteile: Ergebnisse sind sehr schnell zu erreichen, da die zu prüfende Chemikalie oder Arznei direkt zugeführt werden kann, also keine Umwege machen muß. Der Reaktionsablauf kann ständig kontrolliert werden, auch Überlagerungen durch unbekannte Effekte, wie sie im Gesamtorganismus auftreten und oftmals die Ergebnisse verfälschen, sind bei dieser Methode nicht möglich. Durch die schnellen Reaktionen können innerhalb kürzester Zeit eine Vielzahl von Proben getestet werden, wobei es keine Rolle spielt, ob die Stoffe fest, flüssig oder gasförmig sind. Zur Prüfung von Chemikalien und Medikamenten stehen die verschiedensten Zelltypen zur Verfügung. Man kann auch wählen zwischen kranken und gesunden Zellen, und die Wirkung des Stoffes auf die Zellen kann laufend beobachtet und biochemisch sofort gemessen werden. Vergessen werden darf nicht, daß die Zellen eingefroren und somit lange am Leben erhalten werden können. Sie lassen sich auch im gefrorenen Zustand überallhin transportieren.

Tierexperimentatoren bestimmen die Verteilung der Forschungsmittel

Ein Nachteil ist, daß die Erkenntnisse aus den In-vitro-Tests nur in seltenen Fällen eine Aussage über die Wirkungen eines Stoffes auf den Gesamtorganismus ermöglichen. Die durch diese Tests gewonnenen Erkenntnisse über die Schädlichkeit einer Chemikalie und die Stoffwechselreaktionen auf zellularer Ebene sind aber elementare Grundwerte für den Aufbau weiterer Forschungen in anderen Systemen und

Methoden, mit denen schließlich eine Aussage für den Gesamtorganismus möglich werden kann.
In den sogenannten Gutachter-Gremien, die über die Verteilung der Gelder befinden, sitzen eingefleischte Anhänger des Tierversuchs. Solange sich die Bundesministerien nicht von solchen Leuten trennen, kann wegen einseitiger Parteilichkeit keine alternative Forschung in Gang kommen. Trotzdem sind von den wenigen auf diesem Gebiet forschenden Wissenschaftlern in letzter Zeit beachtliche Erfolge erzielt worden. Mit kultivierter Magenschleimhaut beispielsweise wurden antirheumatische Mittel erfolgreich getestet. Als es gelang, sensibilisierte menschliche Nasenschleimhautmembranen zu kultivieren, konnten verschiedene Mittel gegen Allergien mit Erfolg geprüft werden. Am Modell von Leberzellen kann man Beruhigungsmittel auf ihre schädlichen Eigenschaften hin untersuchen, an kultivierten Herzzellen lassen sich Herzmittel prüfen. Kultivierte Lungenzellen erbringen brauchbare Meßwerte über die Wirkung von Zigarettenrauch und Asbeststaub. Neuerdings konnte sogar die Wirkung von Mitteln gegen Blutparasiten in Zellkulturen nachgewiesen werden. Auch Schadstoffe, die aus der Umwelt auf den Menschen einwirken, können an Zellkulturen getestet werden. So ist es möglich, die Giftigkeit von Unkrautvertilgungsmitteln an bebrüteten Hühner- und Enteneiern nachzuweisen. Sogar die Stoffe, die die menschliche Augenlinse zu verändern vermögen, können an kultivierten Linsen geprüft werden, aber auch zur Prüfung von Zahnfüllmaterial, in der Medizin verwendeten Kunststoffen und Verpackungsmaterial für Arznei-

mittel eignen sich Gewebekulturen. Mittlerweile gibt es Beispiele über Beispiele.
Selbst in der Krebsforschung gewinnen die In-vitro-Methoden immer mehr an Bedeutung, da die Zellkulturen durch Bestrahlung, durch Viren oder durch chemische Substanzen sehr schnell zur Entartung gebracht werden können. An Tumorgewebe lassen sich aber auch verschiedene Medikamente in verschiedenen Konzentrationen gut und schnell prüfen. Dieses menschliche Tumorgewebe wird durch Operationen oder durch Biopsie (Gewebeentnahme aus einem lebenden Organismus) gewonnen. Diese Arbeiten stekken gleichfalls noch in den Kinderschuhen.
Es gibt jedoch noch viele weitere Möglichkeiten, durch Zellkulturen neue Erkenntnisse zu erlangen, beispielsweise in der Genetik. Bereits 1956 gelang es den Forschern J.H.Tijo und A.Levan, mittels der Gewebekultur nachzuweisen, daß die menschlichen Zellen 46 und nicht 48 Chromosomen besitzen, wie bis dahin angenommen worden war. Mittlerweile kann man mit Hilfe kultivierter Hautbiopsien oder durch Zellen aus dem Fruchtwasser Veränderungen des Erbmaterials schon in der Frühschwangerschaft feststellen, und über die Gewebekultur konnte herausgefunden werden, daß verschiedene Erbkrankheiten auf das Fehlen eines bestimmten Enzyms zurückzuführen sind.
Auch in der Virusforschung konnten in Gewebekulturen schon eine große Anzahl von Viren isoliert werden. Gerade auf diesem Gebiet haben Kulturen einen beachtlichen Vorteil. Hier können die Viren nicht wieder ausgeschieden werden, wie es beim Gesamt-

organismus oft der Fall ist. In Gewebekulturen können Impfstoffe daraufhin getestet werden, ob sie Nebenwirkungen hervorrufen. Hier reagieren Kulturen wiederum empfindlicher als Tiere, die Prüfzeit ist verhältnismäßig kurz, und vor allem ist die Methode nicht so aufwendig wie der Tierversuch. Dasselbe gilt für das Tetanus-Antitoxin, das sich neuerdings ebenfalls in Kulturen testen läßt, wie nun auch die Abwehrmechanismen bei Mensch und Tier in zunehmenden Maße an Gewebekulturen erforscht werden können. Man ist sogar schon soweit, den Mechanismus des allergischen Schocks an Kulturen aus menschlichen Lungengewebe zu studieren.

Lebewesen ohne Schmerzempfindung

Private Spenden ermöglichen es dem Salem-Institut in München, im bescheidenen Ausmaße Alternativforschung zu betreiben. Dieses Institut ist aber auch eine Zentralstelle für Dokumentation und Information geworden. Die Wissenschaftler des Instituts haben alle über Alternativmethoden veröffentlichten Forschungsberichte gesammelt, ausgewertet und archiviert. Bis jetzt sind über 7000 solcher Arbeiten über Zellkulturen im Computer gespeichert und für jeden Wissenschaftler und jeden Studenten schnell abrufbar. Für junge Wissenschaftler und für Studenten ist das Archiv kostenlos zugänglich.
In letzter Zeit werden auch die Arbeiten mit Bakterien, niederen Tieren und Pflanzenzellen als Alterna-

tiven zum Tierversuch immer häufiger und erfolgversprechender, da sich die einfachen Zellverbände dieser Organismen für Studien genetischer, biochemischer, physiologischer und physikalischer Grundfragen besonders eignen. Vor allem Bakterien und niedere Tiere reagieren gut auf Reize, obwohl ihr Nervensystem teilweise gar nicht oder nur in Ansätzen ausgebildet ist, was andererseits den großen Vorteil hat, daß diese Lebewesen nicht wie die Wirbeltiere schmerz- und leidensfähig sind. An Bakterien und an Geißeltierchen zum Beispiel wurden viele Erkenntnisse der Vitaminforschung gewonnen, und aus Bakterien werden Substanzen gegen Viren isoliert. Außer bei Bakterien tut sich auch bei Pilzen und Hefe ein noch weites Feld auf. Obwohl hier in der Industrie bereits eine Reihe von wichtigen biologischen Substanzen (Antibiotika, Hormone, Enzyme) produziert werden, sind noch lange nicht alle Möglichkeiten ausgeschöpft.

Als Alternative zum Tierversuch gelten auch epidemiologische Untersuchungen, also Studien aus dem Bereich der Lehre von der Entstehung und Verbreitung von Krankheiten. Bei diesen Untersuchungen werden Einzelbeobachtungen zusammengetragen und statistisch erfaßt. Mit mathematischen Methoden können beispielsweise verschiedene Faktoren zueinander in Verbindung gebracht werden wie Mensch und Umwelt oder die Folgen von Medikamentennebenwirkungen auf den Menschen. So wies solch eine Untersuchung Gesundheitsschäden durch Asbest nach, in einer anderen Untersuchung wurde ein Zusammenhang zwischen unregelmäßiger Er-

nährung und gynäkologischen Erkrankungen bei Chemiearbeiterinnen sichtbar. Diese Art der Alternative ist jedoch sehr zeit- und geldaufwendig.
Eine andere Möglichkeit ist der Einsatz von Computern, wie das Beispiel Aldous zeigt. Auf Knopfdruck bekommt Aldous Wutanfälle oder zeigt Angstgefühle, ist zutraulich, liebevoll oder abweisend. Aldous kann aber auch Schmerzäußerungen von sich geben. Aldous ist eine Maschine, ein Simulationscomputer, konstruiert von dem amerikanischen Wissenschaftler J.C. Lochlin. Mit Aldous führte der Forscher der Welt vor, welch immense Bedeutung heutzutage richtig programmierte Elektronengehirne als Alternative zum Tierversuch erlangen könnten. Natürlich nur als Baustein zu den vielen anderen, mit dem allerdings die Werte vieler einzelner Bausteine zusammengefaßt und ausgewertet werden können. Auch Übertragungen sind möglich. Das System wird noch empfindlicher, wenn zwei auf diese Weise programmierte Computer zusammengeschlossen werden. Dieses Modell ist nicht nur in der Lage, Vorgegebenes präzise auszuwerten, sondern kann in der gewünschten Richtung eigene Initiativen entfalten und Zusammenhänge erkennen, die verborgen geblieben sind.
Mit Computern werden bereits eine ganze Reihe von Laborexperimenten simuliert, wobei die Ergebnisse dieser noch in den Anfängen steckenden Methode vielfach zumindest nicht schlechter sind als die bei Tierexperimenten im Labor erzielten Resultate. So wurde ein in Amerika entwickeltes Computermodell, das sich mit der Regulation von Blutzucker befaßt, in seiner Voraussage kritischer Situationen als Reaktion

auf Insulingaben von freiwilligen Testpersonen in seiner Genauigkeit voll bestätigt.
Von Computern gesteuerte mechanische Puppen können ebenfalls Aufschluß geben über Werte, die heute vielfach noch durch grausamste Tierversuche gewonnen werden.
Anzuführen sind hier besonders die Autounfalluntersuchungen, die in der Regel noch mit Affen und Schweinen als Testobjekten im Auto durchgeführt werden, die man bei hohen Geschwindigkeiten und vollem Bewußtsein gegen Betonwände prallen läßt. Die dadurch ermittelten Werte können heutzutage ebensogut mit den in Puppen eingebauten Meßapparaturen gewonnen werden.

An Geld fehlt es an allen Ecken und Enden

In diesem Falle sind Tiere jedoch billiger als die mit kostbarer Elektronik vollgestopfte Puppe. Und an Geld mangelt es an allen Ecken und Enden bei solchen Versuchsvorhaben. Es müßte zudem auf diesem Gebiet eine neue Wissenschaft entwickelt werden, die der Biometrie, die mathematische und statistische Aussagen in die Biologie integriert. Nur solch ein Biometriker könnte das Höchstmögliche aus einem Computer herausholen und Computerprogramme entwickeln, von denen wir heute noch keine Vorstellung haben.
Wie immer in letzter Zeit sind uns Engländer und Amerikaner auch auf diesem Gebiet mehr als um Na-

senlängen voraus. Das arme England läßt sich diese Art der Forschung viel Geld kosten.
Um sehr viel Geld geht es auch in Amerika, wo seit Jahren die Errichtung eines Nationalen Zentrums für alternative Forschung und zur Entwicklung und Koordinierung alternativer Forschungs- und Testmethoden ohne Verwendung lebender Tiere diskutiert wird. Auf den Schreibtischen der Kongreßabgeordneten liegt bereits eine Gesetzesvorlage, die die direkte Förderung der Entwicklung alternativer Forschungs- und Testmethoden als eine wichtige und notwendige Aufgabe der Regierung bezeichnet. Und in diesem »Forschungsmodernisierungs-Gesetz« stellt der Kongreß fest, daß fortgesetztes Vertrauen auf Tierversuche die Entwicklung neuer, effektiverer Verfahren verzögert, daß eine Vermeidung oder Minimierung doppelter Tierversuche zu einer produktiveren Nutzung von öffentlichen Mitteln führt und daß eine wachsende Anteilnahme der Öffentlichkeit besteht am Leiden der zahllosen zu Forschungs- und Testzwecken verwendeten Tiere.
Finanziert werden soll das Vorhaben mit Geldern, die bisher für Tierversuche ausgegeben wurden, wobei den Tierexperimentatoren für ihre Versuche nicht weniger als 30 Prozent und nicht mehr als 50 Prozent von ihren bisherigen Zuwendungen gestrichen werden sollen. In Amerika werden jährlich bei Experimenten der verschiedensten Arten rund 100 Millionen Tiere verbraucht. Würden durch dieses neue Gesetz beispielsweise jährlich 50 Millionen Tiere eingespart und somit auch die Gelder für das erforderliche Drumherum, dann stünde dem Nationalen Zentrum

für alternative Forschung im Jahr weit mehr als 1 Milliarde Dollar zur Verfügung.
Bei uns hat die Bundesregierung im Jahre 1980 für die Erforschung und Entwicklung von Ersatz- und Ergänzungsmethoden zum Tierversuch insgesamt 3,9 Millionen Mark ausgegeben, für das Jahr 1982 wurden 5,1 Millionen Mark bewilligt. Ein lächerlicher Betrag im Vergleich zu den Milliarden, die jährlich von Bund, Ländern und Pharmaindustrie in Tierversuche investiert werden.
Doch was können wir anderes erwarten?
Im Jahr 1975 war ein Gutachten in Auftrag gegeben worden, das die Frage der Ersetzbarkeit der Tierversuche durch Alternativmethoden klären sollte. Im März 1976 wurde es dann vorgelegt: Die zwölf damit befaßten Wissenschaftler kamen darin zu dem Schluß, daß zur Absicherung der sogenannten Alternativmethoden weitere Tierversuche notwendig seien.
Hier braucht nur noch angefügt zu werden, daß sich fünf der Gutachter ihr Geld als Versuchstierforscher in der Pharmaindustrie verdienen, fünf weitere an Universitäten Tierversuche machen, einer ein Zuchtinstitut für Versuchstiere leitet und der zwölfte ein Veterinärmediziner des Bundesgesundheitsamtes ist.
Es erscheint auf den ersten Blick nur erstaunlich, daß sich Politiker und Behörden einen solchen Bären aufbinden lassen.
Wie gesagt – auf den ersten Blick ...

9. Die Flucht aus der Verantwortung

Wie das Gesetz es befiehlt

Politiker sind in der Regel vorsichtige Menschen. Sie sichern sich nach allen Seiten ab, so daß ihnen im Falle eines Falles keine Schuld zugeschoben werden kann. Deutlich sichtbar wird das wieder einmal in der gesetzlichen Regelung des Tierschutzes, der Arzneimittelprüfung und der neu verordneten Chemikalienprüfung.

Das Tierschutzgesetz verbietet alles – und erlaubt alles. Den Wünschen der Tierschützer wird Rechnung getragen durch knallharte Verbote und zahllose Einschränkungen, die im Nachsatz dann bereits wieder aufgeweicht, wenn nicht gar ganz aufgehoben werden. So kann das Recht auf Freiheit von Forschung und Lehre voll ausgeschöpft werden. Und wie es ausgeschöpft wird! Mit jährlich rund 15 Millionen Versuchstieren, von denen wohl die meisten sinnlos gequält und getötet werden. Sinnlos deshalb, weil ihre Opfer die Medizin nicht voranbringen.

Paragraph 1 des deutschen Tierschutzgesetzes: »Dieses Gesetz dient dem Schutz des Lebens und Wohlbefindens des Tieres. Niemand darf einem Tier ohne vernünftigen Grund Schmerzen, Leiden oder Schäden zufügen.« (Frage: Sind die Doppelversuche, die Zehn- oder Hundertfachversuche, wie sie heute gang

und gäbe sind bei uns, ein vernünftiger Grund? Sie dienen doch meist nur dem fachlichen Renommee des Tierexperimentators.)
Paragraph 7: »Wer zu Versuchszwecken Tiere für Eingriffe oder Behandlungen, die mit Schmerzen, Leiden oder Schäden verbunden sein können, verwenden will, hat dies vor Beginn der Versuche der zuständigen Behörde anzuzeigen.« (Anmerkung: Die zuständige Behörde ist in der Regel ein beamteter Veterinärmediziner beim Regierungspräsidenten. Dazu Rechtsanwalt Dr. Dr. Sojka, Hamburg: »In vielen Fällen ist es offenbar den Genehmigungsbehörden gar nicht möglich, die Begründetheit der Anträge in genügender Weise zu überprüfen. Die Versagung der Genehmigung muß daher als Ausnahme empfunden werden.«)
Paragraph 8, Absatz 6: »Der Genehmigung bedürfen nicht: 1. Tierversuche, die auf Grund gesetzlicher Vorschriften oder richterlicher Anordnungen durchzuführen sind, oder 2. Impfungen, Blutentnahmen und sonstige Maßnahmen diagnostischer Art an lebenden Tieren, wenn sie nach bereits erprobten oder staatlich anerkannten Verfahren vorgenommen werden und der Verhütung, Erkennung, Heilung oder Linderung von Krankheiten, Körperschäden oder körperlichen Beschwerden der Menschen oder Tiere, der Erkennung der Schwangerschaft oder Trächtigkeit oder der Gewinnung oder Prüfung von Seren oder Impfstoffen dienen.« (Anmerkung: Darunter fällt der Großteil der Tierversuche, der somit nicht genehmigt zu werden braucht.)
Paragraph 9, Absatz 1: »Die Versuche sind auf das

unerläßliche Maß einzuschränken.« (Frage: Was ist das unerläßliche Maß? 1000 Tiere, 10000 Tiere, 50000 Tiere? Das zu beurteilen ist dem Versuchsleiter überlassen.)

Paragraph 9, Absatz 3: »Schmerzen, Leiden oder Schäden dürfen einem Tier nur zugefügt werden, wenn sie für den verfolgten Zweck unvermeidlich sind.« (Frage: Was ist unvermeidlich? Das zu beurteilen ist wiederum des Versuchsleiters Angelegenheit.)

Paragraph 9, Absatz 4: »Versuche an Wirbeltieren dürfen nur unter Betäubung vorgenommen werden, es sei denn, der Zweck des Versuchs schließt nach dem Urteil des Leiters des Versuchsvorhabens eine Betäubung aus oder der mit dem Eingriff verbundene Schmerz ist geringfügiger als die mit einer Betäubung verbundene Beeinträchtigung des Befindens des Versuchstieres.« (Anmerkung: Auch hier ist der Versuchsleiter sein eigener Herr, der bestimmen kann, unter welchen Voraussetzungen er den Tierversuch zu gestalten gedenkt. Der besseren Meßergebnisse wegen, die ein nicht narkotisiertes Tier erbringt, ist gerade hier schon viel Schindluder getrieben worden.)

Fast alle Gesetze zum Schutze des Menschen richten sich gegen das Tier. Ist zum Beispiel im Tierschutzgesetz tatsächlich noch ein Paragraph enthalten, der zum Tierexperiment keine Ausnahme zulassen sollte, dann wird er mit Sicherheit vom Arzneimittelgesetz aufgehoben. Als die Contergan-Katastrophe über die Menschen hereingebrochen war, reagierten die Politiker mit einer ganzen Reihe weiterer Gesetze, die alle

zur verschärften Arzneimittelprüfung den Tie
such in noch nie dagewesenem Ausmaße zum Inha
haben. Bundestag wie auch Bundesrat wollten damit eine »größere Sicherheit im Verkehr mit Arzneimitteln, insbesondere für die Qualität, Wirksamkeit und Unbedenklichkeit der Arzneimittel« gewährleisten. Ist das gelungen? Leider nein.

Die grausamste Formel der Welt

Um diese Sicherheit zu gewährleisten, muß erst einmal die Giftigkeit eines Stoffes bei einmaliger Anwendung geprüft werden. Dies geschieht mit dem LD-50-Test, bei dem grundsätzlich 50 Prozent der dabei verwendeten Versuchstiere sterben müssen. Als zweites wird die Giftigkeit eines Stoffes bei wiederholter Anwendung geprüft (Langzeittest), dann, ob ein Stoff die Frucht im Mutterleib schädigen kann, ebenso muß geprüft werden, ob ein Stoff der Fruchtbarkeit oder der Nachkommenschaft schaden kann. Die Prüfung auf Krebserreger in einem Stoff muß wiederum in eigenen Testreihen durchgeführt werden, dann muß festgestellt werden, ob der Stoff im Organismus Veränderungen der Funktionen hervorrufen kann. Das Verhalten des Stoffes im Organismus (Resorption, Verteilung, biochemische Umwandlung, Ausscheidung) ist ebenfalls zu untersuchen sowie die Prüfung der lokalen Verträglichkeit und Resorption vorzunehmen, falls der Stoff äußerlich angewendet wird.

samste Formel der Welt« bezeichnen nicht chützer den LD-50-Test, wobei das LD für Dosis« steht, was »tödliche Menge« bedeutet. ie Zahl 50 sagt aus, daß bei diesem Versuch 50 Prozent der verwendeten Tiere sterben müssen. Die Dosis der zu prüfenden Substanz muß also so hoch sein, daß dabei 50 Prozent der Tiere sterben. Und wie sie sterben:

Der Test muß mindestens eine Woche dauern. Dies bedeutet ein sich über eine ganze lange Woche hinziehendes Sterben für die Tiere. Der Test kann jedoch auch drei Wochen dauern, also drei Wochen qualvolles Sterben. Die Tiere schreien, springen vor Schmerzen gegen Käfigwände und Käfigdecke und schleppen sich halbgelähmt über den Käfigboden. Sie sterben an den verschiedensten Symptomen. Es kann Durchfall sein, aber auch Erbrechen. Sie sterben an Krämpfen, Atemlähmung oder inneren Blutungen.

Wie viele Tiere insgesamt bei den LD-50-Tests sterben müssen, ist nicht bekannt. Es dürften jährlich aber einige Millionen sein. Der LD-50-Test ist vom Gesetz vorgeschrieben und somit nicht genehmigungspflichtig. Und vorgeschrieben sind mindestens 2 Säugetierarten, von denen eine ein Nager, die andere ein Nichtnager sein muß (Kaninchen zählen nicht zu den Nagern). Ohne diese LD-50-Tests wird beim Bundesgesundheitsamt in Berlin kein neues Medikament zugelassen.

Dabei ist dieser Tiertest umstritten wie kein anderer. Selbst Toxikologen halten ihn für sinnlos, weil er ihnen zu wenig oder widersprechende Aussagen über

die Giftigkeit eines Stoffes liefert. So ergab eine Untersuchung, daß eine gleiche Substanz in 16 renommierten Labors höchst unterschiedliche LD-50-Werte erbrachte. Eine weitere Studie bewies, daß eine Substanz an 4 verschiedenen Tierarten beim LD-50-Test keinerlei toxische Wirkung auf den Verdauungstrakt ausübte. Beim Langzeittest offenbarten sich dann Schädigungen des Darms, die Durchfall und schließlich den Tod zur Folge hatten. Mit diesem Test kann man nicht einmal eine ungefähre Einordnung einer Substanz nach ihrer akuten Giftigkeit erhalten, geschweige denn eine Aussage über giftige Langzeitwirkungen.
Höchst aufschlußreich sind auch die Ergebnisse einer Umfrage des Bundesgesundheitsamtes unter 771 Wissenschaftlern zur Bedeutung des LD-50-Tests (etwa zwei Drittel von ihnen führen selbst Tierversuche durch). Ergebnis: 48 Prozent der Befragten messen dem LD-50-Test große Bedeutung bei, etwa 32 Prozent sind der Meinung, der LD-50-Test habe lediglich geringe Bedeutung, und rund 4 Prozent halten ihn für bedeutunglos. Deshalb wird dieser Test heute bereits in weiten Kreisen der Öffentlichkeit als das angesehen, was er ist und als was er von Politikern wohl gedacht war: Er soll eine Arzneimittelsicherheit suggerieren, die es nicht gibt.
Das Gesetz verlangt aber auch innerhalb der einzelnen Toxizitätsprüfungen sogenannte Langzeit-Verträglichkeitstests, die nun auch an höher entwickelten Tieren durchzuführen sind, z. B. an Hunden und Affen. Diese Tests dauern viele Wochen, oftmals Monate oder gar über ein Jahr. Die Tiere werden dabei

ständig mit hohen Dosen eines neuen Medikaments vollgestopft, was im günstigsten Falle tägliche Übelkeit und tägliches Erbrechen bedeutet, oftmals aber auch viel qualvollere Leiden mit sich bringt. Nach Versuchsabschluß werden die Tiere getötet. Bei einem Symposium über die »Problematik von chronischen Toxizitätsprüfungen« 1979 in Berlin wurde dazu festgestellt: »Bei wenigstens 80 Prozent aller Anmeldungen neuer Arzneimittel erweisen sich die toxikologischen Versuche als mangelhaft.«

... und noch ein paar Millionen Opfer mehr

»Für Versuchstiere kein gutes 1982« überschrieb die »Süddeutsche Zeitung« Anfang Januar einen Bericht über das neue Chemikaliengesetz, das zum Jahresanfang in Kraft getreten ist. Laut diesem Gesetz müssen alle neuen chemischen Stoffe, ob sie nun für Lebensmittel, Haarspray oder Holzfarbe verwendet werden, im Tierversuch auf ihre Giftigkeit geprüft werden. Optimisten rechnen damit, daß dazu nur einige hunderttausend Tiere verwendet werden müssen; zieht man allerdings die Tausende von chemischen Stoffen in Betracht, die jährlich neu synthetisiert werden, dann dürften es wohl einige Millionen Tiere sein, die zusätzlich ihr Leben lassen müssen.
Mit Sicherheit ist auch den Politikern die Unzulänglichkeit des Tierversuchs in der Chemikalien- und Arzneimittelprüfung nicht verborgen geblieben. Sie bestehen aber nach wie vor auf diesen Prüfungen, da

ihnen unter anderem diese im Gesetz verankerten Tierversuche ein hieb- und stichfestes Alibi liefern, ihrer Verpflichtung, vom Menschen Schaden abzuwenden, nachgekommen zu sein. Eigentlich ist es nichts anderes als eine Flucht aller Beteiligten aus der Verantwortung für mögliche Arzneimittelrisiken.
Durch den immer stärker werdenden Druck der Öffentlichkeit, die immer massiver gegen sinnlose Tierversuche Front macht, haben 51 Abgeordnete im Deutschen Bundestag einen Gesetzentwurf eingebracht, der das Tierschutzgesetz von 1972 wenigstens in einigen Punkten etwas verbessern soll. Verboten werden soll »die Verhinderung von Laut- und Schmerzensäußerungen durch Zerstören der Stimmorgane oder auf andere Weise«. Demnach dürften die Experimentatoren künftig den Tieren nicht mehr die Stimmbänder durchschneiden, wenn ihnen bei Operationen am nicht narkotisierten Tier dessen Winseln, Schreien oder Stöhnen lästig wird, eine Maßnahme, die z. B. in den USA an der Tagesordnung war bzw. noch ist.
Auch die Genehmigung und Überwachung von Tierversuchen soll durch zusätzliche Sachverständige verbessert werden. Bemerkenswert ist dabei, daß in diesem Entwurf neben dem beamteten Tierarzt auch Sachverständige zugezogen werden sollen, die an Tierversuchen nicht beteiligt sind. Damit die Versuche von vornherein auf ein notwendiges Maß begrenzt werden, wird die Genehmigungsfrist hierfür jetzt generell vorgeschrieben. Bisher stand dies im Ermessen der Behörde, und die gleichen Versuche liefen oftmals über Jahre.

Einer der wichtigsten Ansätze ist allerdings, daß die Versuchsdaten künftig sechs Jahre lang aufbewahrt werden müssen. Diese Regelung wurde im Hinblick auf eine zentrale Datenbank getroffen, die dann mit diesen Unterlagen überflüssige Doppel- und Mehrfachversuche unterbinden könnte. Diese zentrale Datenbank ist jedoch aus verfassungsrechtlichen Gründen nicht vom Bund einzurichten und somit Ländersache. Wann und ob dieser Entwurf den Bundestag passieren wird, ist nicht abzusehen.

Aufruhr unter den Tierexperimentatoren verursachte ein Gesetzentwurf des Bundesrates, der in Paragraph 9 Absatz 1 des Tierschutzgesetzes folgenden Zusatz vorsieht: »Versuche an Hunden und Katzen dürfen nur mit solchen Tieren durchgeführt werden, die in besonderen Einrichtungen zu Versuchszwecken gezüchtet oder aufgezogen oder die nach § 3 Nr. 2 unmittelbar abgegeben worden sind.« Begründet wird der Zusatz mit dem Hinweis, daß damit der Handel mit gestohlenen Hunden und Katzen wirksam unterbunden werden könnte, was zur Zeit mit den Mitteln des Strafrechts nicht hinreichend möglich sei.

»Das Inkrafttreten einer solchen Gesetzesänderung«, beklagte der Präsident der Max-Planck-Gesellschaft in einem Brief an den Vorsitzenden des zuständigen Ausschusses im Deutschen Bundestag, »würde jedoch die tierexperimentelle Forschung und Lehre in einem Maße behindern und verteuern, daß sich dies in absehbarer Zeit zu einem schweren Rückschlag für die Grundlagen- und angewandte Forschung auswirken dürfte.« Professor Eugen Seibold

verfaßte diesen Brief, nachdem ihm eine Reihe »namhafter« Wissenschaftler ihre Besorgnis über diese Gesetzesinitiative zum Ausdruck gebracht hatten.
Diese Besorgnis ist insofern verständlich, da ein solches Gesetz die Tierversuche in der Tat beträchtlich verteuern würde. Und da in manchem Forschungszweig die staatlichen Gelder auch nicht mehr so reichlich fließen, müßten dort die Tierversuche tatsächlich spürbar eingeschränkt werden. Daß die von den Instituten und Hochschulen bisher vom Handel bezogenen Tiere zum Teil oder auch zum großen Teil gestohlen, also Diebes- und Hehlergut waren, scheint die Wissenschaftler nicht zu stören.
Am auffälligsten gebärdet sich Professor Karl-Heinz Sontag, der im Max-Planck-Institut für experimentelle Medizin in Göttingen Tierversuche durchführt. Sontag meldete sich dazu gleich in einem acht Seiten umfassenden Anhang der Berichte und Mitteilungen der Max-Planck-Gesellschaft zu Wort. Liest man Professor Sontags Darstellungen aufmerksam durch, dann kann man sich des Eindrucks nicht erwehren, daß er sich fühlt wie ein Kind, dem sein liebstes Spielzeug weggenommen werden soll.
Über Jahre hinweg untersuchte Professor Sontag unter anderem das Beuge- und Streckverhalten bestimmter Muskeln an Katzen, deren Mittelhirn (durch mechanische Abtrennung vom übrigen Stammhirn) ausgeschaltet wurde. Für diese Versuche, die unter Narkose eingeleitet wurden, dann aber vielfach narkosefrei verliefen, wurden Hunderte von Katzen geopfert. Dabei spielten auch Untersuchun-

gen über die Parkinsonsche Krankheit (Schüttellähmung) eine Rolle, obwohl Katzen nicht darunter leiden. Überdies ist die Entstehung dieser Krankheit viel zu komplex, als daß sie überhaupt im Tiermodell nachvollzogen werden könnte. Wie hier stellt sich auch bei vielen anderen Tierexperimenten der sogenannten Grundlagenforschung immer dringlicher die Frage nach ihrem Sinn: Ob sie überhaupt für die Therapie verwertet werden können.

Auch die pharmazeutische Industrie macht vermehrte Anstrengungen, um ihre Tierversuche in der Öffentlichkeit zu rechtfertigen. Dabei schreckt sie nicht davor zurück, den Teufel an die Wand zu malen: Ein Verbot der Tierversuche hätte gemäß ihrer Einschätzung zur Folge, »daß die Hoffnung auf medikamentöse Lösungen des Krebs- und Herzinfarktproblems begraben werden müßte«.

Trotz jahrzehntelanger Tiervernichtungsorgien ist es bisher nicht gelungen, auch nur den Anschein eines Beweises dafür zu erbringen, daß Tierversuche die Überwindung fehlprogrammierter Lehrtheorien fördern können; eher ist das Gegenteil der Fall.

Aber solange solche Zweckpropaganda als Wissenschaft ausgegeben werden kann, sind wir weiterhin wehrlos einer Medizin ausgeliefert, die sich der Gewalt verschrieben hat.